阅 读 成 就 思 想……

Read to Achieve

U0386144

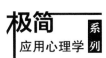

极简
应用心理学 系列

THE ADDICTED BRAIN

Why We Abuse Drugs,
Alcohol, and Nicotine

为什么我们会上瘾

操纵人类大脑成瘾的元凶

[美] 迈克尔·库赫 / 著   王斐 / 译
Michael Kuhar

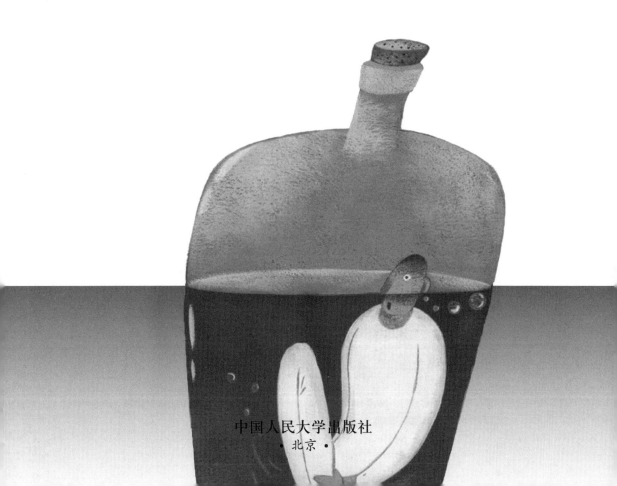

中国人民大学出版社
·北京·

图书在版编目（CIP）数据

为什么我们会上瘾：操纵人类大脑成瘾的元凶 /（美）迈克尔·库赫
（Michael Kuhar）著；王斐译 . —北京：中国人民大学出版社，2017.7

书名原文：The Addicted Brain：Why We Abuse Drugs，Alcohol，and
Nicotine

ISBN 978-7-300-24358-0

Ⅰ . ①为… Ⅱ . ①迈… ②王… Ⅲ . ①药瘾—研究 Ⅳ . ① R969.3

中国版本图书馆 CIP 数据核字（2017）第 099069 号

为什么我们会上瘾：操纵人类大脑成瘾的元凶

［美］迈克尔·库赫　著
王　斐　译
Weishenme Women hui Shangyin：Caozong Renlei Da'nao Chengyin de Yuanxiong

出版发行	中国人民大学出版社				
社　　址	北京中关村大街 31 号		**邮政编码**	100080	
电　　话	010-62511242（总编室）		010-62511770（质管部）		
	010-82501766（邮购部）		010-62514148（门市部）		
	010-62515195（发行公司）		010-62515275（盗版举报）		
网　　址	http://www.crup.com.cn				
	http://www.ttrnet.com（人大教研网）				
经　　销	新华书店				
印　　刷	天津中印联印务有限公司				
规　　格	170mm×230mm　16 开本		**版　　次**	2017 年 7 月第 1 版	
印　　张	12.25　插页 1		**印　　次**	2022 年 6 月第 4 次印刷	
字　　数	148 000		**定　　价**	55.00 元	

版权所有　　侵权必究　　印装差错　　负责调换

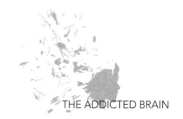

推荐序

　　数百万年以前，人类的祖先就已经开始使用各种含有生物碱的植物，其中包括我们耳熟能详的吗啡和可卡因。如今，各种致瘾源五花八门，日新月异——从常见的烟、酒、茶、糖到冰毒、海洛因，从有形的成瘾物质到无形的性、赌博、网络，可以说，成瘾先于现代人类文明而存在，后又因社会文明的发展而变得越发复杂丰富。但无论致瘾物质类型、成瘾影响因素如何发展变化，成瘾的生理机制却始终稳定不变，这为我们揭开成瘾的神秘面纱提供了一个稳固的抓手。但由于成瘾作用机制涉及复杂的生物学和化学原理，大部分人只能望而却步。幸运的是，《为什么我们会上瘾》一书为我们开启了一扇窥探成瘾内在机理的窗户。作者迈克尔·库赫博士立足于长期的专业研究，用深入浅出的语言带领我们一层层剥开成瘾的外壳，分析其具有神奇魔力的内核。

　　从第 2 章至第 8 章，作者用了 7 个章节的篇幅系统地介绍了成瘾的生理机制，使我们认识到大脑自身的奖赏系统如何发挥作用并导致成瘾行为的发生，了解了反复使用成瘾性药物者的大脑发生的变化。在后面的章节中，作者还讨论了成瘾的影响因素、其他类型的成瘾行为、成瘾在不同群体中的差异性、成瘾的治疗方法和预期以及成瘾的相关问题在未来可能的发展演变。

认识是理解的基础，理解是善意的前提。很多人在不了解成瘾形成的原理之前，可能会理所应当地认为药物滥用、吸毒、性瘾等成瘾行为肯定是个人的道德问题。当我们对成瘾的作用机理有了一定认知，了解到严重的成瘾行为其实是一种慢性、复发性脑病之后，就会逐渐弱化对成瘾者的歧视和污名化。当这种善意、包容的社会氛围扩散到家庭、学校、社区时，就能给期望回归健康生活的许多成瘾者以支持、关心、勇气和信心，使其以健康、开放的心态面对成瘾并积极寻求治疗，而成瘾行为的矫治效果也会因此得以巩固和维持。因此，从这个意义上讲，《为什么我们会上瘾》又不仅仅是一本满足我们求知欲和好奇心的通俗科普读物。

叶勇豪
司法部预防犯罪研究所

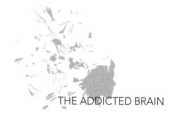

前　言

> 　　谨以此书献给那些期待美好未来的大脑失调受难者，以及他们的照
> 顾者、支持者或研究者。

　　在毕业聚会上，朋友说服 17 岁的罗伯特尝试了快克可卡因（crack cocaine）。可卡因在大脑中发挥的作用超出了他的想象，他想要更多、更多、更多。3 年后，他再也不能工作了。他的牙齿是松动的，并且已经掉了两颗。为了得到更多的可卡因，他去偷盗，出卖身体，甚至可以做任何事！他曾经做过两次康复治疗，但最终还是流落街头，只想多要些可卡因。

　　这是一本有关诱惑、异乎寻常的快乐以及头脑中那个既虚幻又真实的世界的书。这个虚幻的世界不容易被我们所放弃。而且，如果你不能够回到那个你需要生活、工作、支付账单、照顾所爱的人的真实世界中，那么它就会像所有的幻想一样为你带来麻烦。药物、大脑和成瘾共同创造了这个幻想的梦境，但它也有可能迅速变成地狱，而且经常会出现这种变化。

研究告诉我们，药物和其他愉快的感觉是如何影响大脑的。其实，毒品、赌博、上网和巧克力都在以相似的方式影响着大脑。这一发现的重要性在于，它极大地拓展了我们对药物滥用和快乐的理解，以及它对伦理和道德、大脑作为维持生存的器官的属性、大脑的进化、人性之善与恶以及人性的丑陋所产生的影响。任何能够揭示人类大脑的变幻莫测和局限性的研究都是有用的，并且能为我们提供服务。理解大脑和人类的行为是设置合理的个体和社会发展目标的基本要求。

除了那些令人惊叹的发现，本书的一个特殊的贡献在于：为我们提供了帮助检查吸毒者大脑所需的技术。例如，随着脑成像技术的发展，我们可以在不对大脑进行任何物理性介入的情况下，了解药物是如何影响大脑的。这在几十年前是无法想象的。书中还有其他很多令人惊叹的技术，如自主给药和组织生化分析。当我意识到，这些发现揭示了有关我自己及我的偏好，并且邀请你来一起分享时，我会感到十分荣幸。我很幸运，花费了40多年时间来研究这一领域，并关注其进展及对公众健康的影响。本书包含了服务于人类个体的、令人着迷的科学发展的故事。

不同的药物，无论是合法的，还是非法的，都会在我们的大脑里释放强大的魔力。令人惊讶的是，那些充满力量的恶魔——我们头脑中的化学成分和神经细胞——已然存在，它们在以一种重要且非常细微的方式运作，并成为维持我们机能的基本元素。药物通过破坏化学成分和神经细胞而创造出我们头脑中的恶魔，它使人们失控，并对人造成了严重损害。近几十年的科学研究揭示了这一过程是如何发生的。

我们头脑中恶魔的行为和我们的预期一致。这些恶魔一旦被释放并获得能量，就不会轻易消失。即使我们停止服用药物，它们也会在很长一段时间里对我们的行为产生持续影响。这段时间可能是几个月，甚至是几年。它们希望你继续使用更多的药物来滋养自己。这些恶魔之所以如此有力，部分原因是它们存在于强大的大脑系统内。大脑系统必须强大，因为它责任重大，比如让我们能够适应环境并生存下来。随着年龄和恶魔力量的增长，它们都会成为大脑强有力的敌人，但我们并不是孤独或无助的，治疗和康复中心可以帮助我们重新控制自己的生活。其他类型的成瘾似乎也受制于相同的恶魔，如赌博、碳水化合物、性和网络成瘾。研究药物成瘾能够帮助我们理解其他类型的成瘾。

对我们来说，了解这些恶魔非常有帮助。因为我们可以理解它们及其所做的事，这样就可以开发药物和其他治疗方法来阻止它们的行为，从而为药物成瘾者提供帮助。事实上，人们一直在寻找有效的药物，虽然还没有完全成功，但也已经取得一定程度上的成功。我们每天对这方面的研究都有所进展。同时，我们每天都在调整自己的行为和习惯，以更积极的方式阻止这些头脑中的恶魔。

我们中的一些人是幸运的，他们要么对毒品不感兴趣，要么可以在任何时候远离毒品。至少在某种程度上，每个人的大脑是不同的，他们对毒品使用的易感性也不同。令人惊讶的是，男性和女性对毒品的反应不同，青少年和成年人对毒品的反应也有所差异。我们需要对青少年给予特殊关注，原因在于他们正值青春期，并且对毒品相当敏感。许多研究结果表明为什么有些人会有药物问题，以及为什么有些人比其他人更容易出现与药物相关的问题。压力因素不但会造成很多健康问题，也助长了毒瘾之魔。我们的基因也在其中发挥了作用，但不是决定性的，我们仍然可以逆转这种作用。

药物滥用和成瘾代价高昂，其原因不仅有成瘾带来的痛苦，还有为对抗药物使用而进行的社会投资科学研究。这些努力最终收到了成效，我们发现了这些恶魔，并能与其抗争。但如果你是这场战争的新手，为了帮助所爱的人、病人或自己与药物对抗，就请武装好自己，投入战斗！

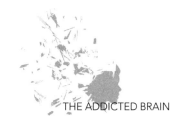

THE ADDICTED BRAIN

目 录

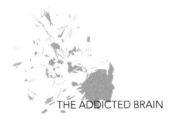

第 1 章 关于成瘾，我们需要了解什么

"我才 14 岁，正在接受有关毒品问题的咨询。我偷过东西，也逃过学，很多科目不及格。这些好像都是在我吸毒后发生的。我从哥哥姐姐那里，从父母的药箱里，还从街上搞到毒品。我们从来没有认为这是'吸毒'。我们就是找个乐子，消磨时间。并且，我们觉得自己可以随时停下来。但是，我们害了自己，它让我们付出了巨大代价。现在，我想知道这到底是怎么回事，我该怎么做才能让生活恢复正常，这些我都想知道！"

成瘾包括吸引、诱惑、强迫和痛苦在内的一系列阶段。药物不但危险，而且无孔不入，人们想要成功应对它，需要相关的知识和帮助。本书的内容涉及酒精、尼古丁和所有非法药物，介绍了它们的运作模式以及对大脑会造成怎样的影响、人们怎么停止使用这些药物。本书尤其关注大脑内部发生了什么，以及为什么大脑恰巧为接受这些药物做好了准备。是的，大脑为接受这些药物做好了准备。虽然这种准备是无意的，但大脑的确是这一过程的合谋者！

人们在什么时候会把一个人称为药物滥用者或瘾君子？[1]如果人们只是偶尔使用药物，且使用得并不频繁，并不会带来明显的问题，可以自由地使用或停止使用药物，虽然这种情况也存在风险，但我们对这类人更恰当的称呼是药物使用者。如果使用药物给个体的生活带来了问题，也许药物滥用者是对他们最好的称呼。如果药物控制了这个人的生活，或者他们无法停止使用药物，又或者使用药物给他们带来了痛苦或其他消极结果，就可以称他们为药物依赖者或成瘾者。即使你不是药物使用者、滥用者、依赖者或成瘾者，也能从本书中有所收获。

接下来，我们将介绍对不同程度的药物滥用的界定。成瘾指的是在较长一段时间里，一种随着药物的重复使用发展而成的、非常严重的失调[2]。频繁使用大剂量的药物会更快成瘾。不过，这个过程没法用数学方程式来精确地描述。另外，成瘾的过程也受个体差异和环境因素的影响。

定义

《精神疾病诊断与统计手册》（第 5 版）（*Diagnostic and Statistical Manual of Mental Disorders*，DSM V）是目前美国精神病学会（American Psychiatric Association）出版的最新版本。该手册也是有关药物使用障碍界定和诊断的官方手册。专业人员可以根据该手册对药物滥用的程度进行更精确的界定。如果希望看到有关药物使用障碍的官方定义，可以参考该手册。[3]

定义

- 药物使用包括所有对成瘾性药物的使用，但更常用来指那些偶尔的消遣性使用。在这种情况下，使用者可能会出现由药物急性和毒性造成的明显反应。如果所使用的药物是非法的，人们也需要关注其违法之处。而且，人们也存在继续使用药物会造成更严重的问题的风险。

- 药物滥用是个更严重的问题，其药物使用程度更高，给药物使用者的生活带来痛苦或负面影响。如果任其进一步发展，药物使用者将会出现失控行为。

- 药物成瘾或依赖问题更加严重，尽管药物使用者已经存在痛苦和 / 或消极的后果，但他们在药物寻求和药物使用上更加失控。我们需要注意的是，行为失控、痛苦和消极结果这些都很重要。但是，毒瘾具有众所周知的附加特性，药物使用者的大量时间都被用在获得及使用毒品上。人们使用毒品的数量超出预期，而他们为了停止使用毒品所做出的努力往往都失败了。人们的耐受性提高了，他们需要更多的药物剂量来达到同样的效果。另外，当毒品使用量减少时，人们就会出现戒断症状。因此，个体即使没有出现明显的痛苦感受或负面后果，也可能存在成瘾问题。"成瘾"或"依赖"这些词语是指更严重的药物寻求和使用。

　　成瘾性药物的使用并不是简单的、一时的时尚或是新鲜的、很酷的东西。不同类型的毒品已经与我们共存了很长一段时间，毫不夸张地说已经

有几千年的历史了。中国人曾有近百年使用鸦片的惨痛历史，印度使用可卡因的历史也能追溯到几个世纪前，甚至在圣经中也提到了人们喝醉酒的情景。这一情景与成瘾性药物的本质有关，也与让药物使用持久存在的人类大脑的特点有关，这揭示了人类特殊的脆弱性。例如，2006 年 ~ 2007 年，美国有 2 200 多万 12 岁及以上的人被纳入违禁药物[4]、酒精滥用者、依赖者的名单中。

什么是成瘾？它如何牢牢地掌控一些人，至少让他们在某种程度上失去了对药物使用的控制，有时甚至失去了对自己生活的控制？本书试图通过回顾过去几十年的研究成果来回答这个问题。在过去几十年中，药物滥用领域的研究取得了非凡的进展。

什么是成瘾性药物

当人们谈论起可以被滥用的药物时，总共约有 7 种不同的物质。其中包括尼古丁（nicotine）；镇静剂类（sedatives），如酒精、巴比妥类（barbiturates）、苯二氮卓类（benzodiazepines）；吸入剂（inhalants），如油烟胶（fumes from glue）；鸦片类（opiates），如海洛因（heroin）、吗啡（morphine）；兴奋剂（psychostimulants），如可卡因（cocaine）、安非他明（amphetamine）、甲基苯丙胺（methamphetamine）[①]；大麻类（marijuana）；致幻剂类（hallucinogens）和咖啡因类（caffeine）。被滥用的处方药包括很多前面列出的类型，如表 1-1 所示。

---

① 甲基苯丙胺俗称冰毒。——译者注

表 1-1　　　　　　　　　　　　　　　被滥用的处方药类型

类型	药品名称
俱乐部药物 （Club drugs）	• γ-羟基丁酸（Gamma Hydroxybutyrate，GHB，俗称"神仙水"） • 氯胺酮（Ketamine，俗称"K粉"） • 亚甲二氧甲基苯丙胺（Methylene Dioxy Methamphetamine，MDMA，俗称"E仔"） • 氟硝西泮（Rohypnol，或称氟硝安定，俗称"迷奸药"）
可卡因 （Cocaine）	俗称"鼻嗅糖""可可精"或"吹"[①]
快克可卡因 （Crack）	另一种可卡因，又称精炼可卡因（Freebase）、公鸡和龙卷风
致幻剂 （Hallucinogens）	• 麦角二乙酰胺（Lysergic Acid Diethylamide，LSD） • 麦司卡林（Mescaline，又叫北美仙人球毒碱） • 裸盖菇素（Psilocybin，又叫墨西哥蘑菇）
海洛因（Heroin）	俗称"大烟""白粉"
吸入剂 （Inhalants）	• 鼓风（Air blast） • 吹气（Huffing） • 月亮气（Moon gas）
大麻 （Marijuana）	
甲基苯丙胺 （Methamphetamine）	俗称"曲柄"（Crank）、冰毒（Ice）、炉顶（Stove top）

---

① "吹"源于60年代流行的英文词"吹箫（Blowjob）"，那时给男性口交是换取可卡因的一种手段，因此可卡因的一个叫法就是"吹"。——译者注

（续表）

类型	药品名称
处方药 （Prescription drugs）	• 安眠酮（Methaqualone，俗称安眠药） • 奥施康定①（Oxycontin），也被称为"乡巴佬海洛因"（HillbillyHeroin） • 利他林（Ritalin，也被称为维他命 R）
类固醇② （Steroids）	俗称果汁（Juice）、抽油机（Pumpers）、体重教练（Weight Trainers）

表 1-1 中包括非法药物，不包括酒精或尼古丁。我们可以在国家控制毒品政策办公室网站（Office of National Control Drug Policy，ONDCP）上看到更详细的列表。

为什么这类化学物品会成瘾？这些物质具有不同的效果和用途，鸦片可以减轻疼痛，镇静剂促进睡眠，但它们都具有成瘾的危险性。到底是什么使这些化学药品而不是其他化学药品具有如此强大的力量？原因可能在于它们中的特定成分恰好具有成瘾性。或许，地球上存在数以百万计的化学成分，不幸的是，其中一部分能以特定的方式侵入大脑③，导致人们成瘾。当然，人们对其中一些化学药品的使用比另外一些更频繁（见图 1-1）。

---

① 因为在美国大农村区域阿巴拉契亚山脉一带滥用奥施康定的情况尤其严重，因此这种药也被称为乡巴佬海洛因。——译者注

② 类固醇可以达到增肌减肥的效果。——译者注

③ 人脑的三个不同切面分别为冠状面、矢状面和水平面。冠状面和矢状面均为纵向切面，冠状面也叫额状面，将大脑分为前后两部分；矢状面与头骨矢状缝平行，将大脑分为左右两部分；水平面为横切面，将大脑分为上下两部分。——译者注

对我们来说，区分成瘾性药物（Drugs）和药品（Medications）非常有用，这能减少人们对药物使用的混乱。在本书中，成瘾性药物用来指代那些可能会导致危害、滥用和成瘾的物质。当然，有些成瘾性药物也具有治疗或治愈疾病的作用，医生可以用来治疗特殊的疾病。药品通常被称为药物。当人们合理使用成瘾性药物时，也可以将其称为药物。可卡因能够阻塞血管，可以用于手术中减少出血，是一种强效的血管收缩剂。安非他明是一种兴奋剂，可以用于治疗多动症（Attention Deficit Hyperactivity Disorder，ADHD）。鸦片是镇痛中不可缺少的药物，但它会导致成瘾。根据人们的使用方式和目的不同，许多物质既是成瘾性药物，也是药品。处方药同样如此，它既是药品，也可能会被滥用为成瘾性药品（见图 1-1）。

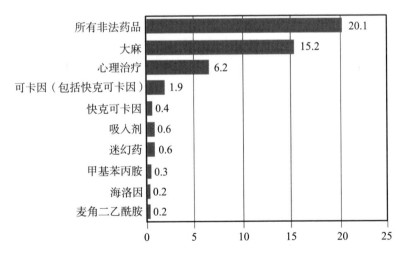

图 1-1　在过去 12 个月中，12 岁及以上人群使用成瘾性药品的人数（每百万）

注：心理治疗是指滥用处方药。这些处方药包括奥施康定、维柯丁（Vicodin）、安非他明、利他林和镇静剂。药物使用者的数量从 20 万增加到 1 500 多万，与使用合法物质的人（如酒精和尼古丁）相比，这个数量不算多。吸烟的人数超过 5 000 万，经常使用酒精和尼古丁的人数更多，可能因为这些物质是合法的，并且更容易获得。使用合法成瘾性药物的人数差不多是使用非法物质的 10 倍。

人们为什么使用成瘾性药物

　　人们有很多使用成瘾性药物的原因。这些药物能让人产生一种所谓的快感，这是一种强烈而难忘的体验。有时，人们因为同伴群体压力而使用药物；有时，因为压力大，人们会通过自我给药的方式应对诸如疼痛、焦虑或抑郁等不适感。一旦成瘾，使用者则通过使用这些药物而避免负面的戒断症状。戒断症状是指停止使用药物时产生的一系列痛苦的感觉和生理反应。

药物使用经历

　　对于使用者来说，其药物使用经历常常符合一种模式。非常关键的是，人们第一次使用药物往往会受到多种因素的影响：有人会因为好奇和朋友的施压要求尝试，因此而得到药物；甚至有人由于父母或兄弟姐妹就是成瘾性药物的使用者，导致家庭对其行为放任不管。个体对同一种药物的反应也有所不同：有些人享受，另一些人并不享受。也许，有人一开始是为了解决某种疾病的治疗问题（如疼痛），但之后还在继续使用这种药物。

　　药物使用的下一阶段是使用持续性的药物，其中有更多的个体自发行为，包括主动寻找和使用药物。这会导致很多问题，如药物使用者会慢性中毒、丢掉工作或辍学，也许会去偷窃，还可能出现不能承担应尽义务、被捕或不负责任的行为（如无保护措施的性行为）。如果继续使用药物，他们还可能出现成瘾的症状。此外，他们需要使用越来越多的药物来达到相同的效果，而其为停止使用药物所做的努力可能会失败。他们在生活中会出现与药物使用相关的其他问题，其健康状况也会受到威胁。尽管他们中的一些人能够停止使用药物，但其他人却要花费数十年甚至一生的时间都在使用药物和停止使用药物间摇摆不定。有人可能某天会发现，自己的生命在一种自己不能理解和处理的大脑失调中消耗殆尽。

一些药物滥用者是幸运的，他们可以靠自己的力量停止使用药物，或找到家人、朋友、咨询师来帮助自己停止使用药物。他们可能自愿接受治疗，或者被法庭强制治疗。不管怎样，即使他们被迫参加治疗，这些治疗也是有效的。可悲的是，因为无知、贫穷、抗拒或害怕被贴上瘾君子的耻辱标签，有些人选择永远不寻求治疗。

使用成瘾性药物的多种代价

对药物使用者及其周围的人来说，许多人及其家庭亲身经历了成瘾带来的巨大危害。使用成瘾性药物造成的后果包括破坏家庭、人际关系或社会，还可能增加患严重疾病或犯罪的风险。通常，药物使用者发誓要停止使用药物，并多次试图停止使用，但其结果总是徒劳的，他们再次堕落，变得更加依赖药物。他们由此产生的无助、无能和失败感，甚至可以吞噬和毁灭自己的整个世界。

从自己身边以及媒体上，我们可以看到使用药物带来的个人和社会成本。著名演员、制片人和歌手小罗伯特·唐尼（Robert Downey Jr.）有严重的吸毒问题。他向法官描述即使自己知道有麻烦，但仍不能停止吸毒。他还表示，在出演电视剧《甜心俏佳人》（*Ally McBeal*）时，正处于人生低谷，已经不在乎自己的演艺生涯是否已经结束了。在经历了 5 年多次反复的吸毒、被捕、去戒毒所戒毒后，他终于成功地解决了这个问题，并继续工作。传奇歌手雷·查尔斯（Ray Charles）吸食海洛因成瘾，他因吸毒第三次被捕后，终于在戒毒所戒掉了毒瘾。幸运的是，有人勇敢前来，告诉我们关于自己的故事，并对毒品做出警告。但并不是所有吸毒者都能接受治疗或停止服用药物，这一群体应当引起人们更多的关注。还有一种很危险的情况，就是我们的同伴或媒体美化了药物滥用，这种情况应该得到更多的关注。

药物滥用代价高昂。当我们将额外的医疗费用、生产力下降、犯罪成本等计算在内时，就会发现已经造成了巨大的经济损失。[5] 例如，2002年，药物滥用总成本超过 1 800 亿美元，其中生产力的损失占了很大一部分（见图 1-2）。1992 年以来，这一代价以每年超过 5% 的速度不断增加，其中犯罪司法系统内的增幅最大。这方面的经济消耗甚至可以与治疗心脏病、癌症和精神疾病方面的费用持平，反映了社会资源的一大流失。当然，仅仅在金钱方面的消耗还不足以反映出药物使用给个人、朋友和家庭带来的痛苦。

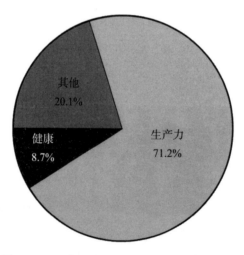

图 1-2 2002 年总消耗中主要非法药物所占的比例

注：在滥用药物成本中，占比例最大的是由于生产力的损失而带来的成本。"其他"方面的成本主要包括刑事司法系统的成本（如监禁、诉讼费等），以及相关的受害者和社会福利。

虽然药物滥用问题很严重，但也不是没有解决的希望，药物使用者也许只是决心不足而已。哈佛的药物成瘾研究者、前白宫官员贝莎·马德拉斯（Bertha Madras）博士说："从国家的角度来看，药物滥用问题是相当惊人的。然而，我确信我们可以开发有效的解决方案和策略，只要我们克服最大的挑战——下定决心。"

其他成瘾

虽然本书内容是有关药物和人们如何沉迷于药物的，但同时也涉及我们的各种欲求。因此，它可以帮助我们了解饮食和赌博等其他可能成瘾的情况。例如，有人吃得过多，并且每天都特别想吃富含碳水化合物的食品，如果在其突然停止食用后出现了戒断症状，他就可能有碳水化合物成瘾问题。如果这样的人寻求帮助，那么本书可以帮助他理解这个问题及其治疗需求。我们在本书的后半部分会讲有关食物、赌博和性冲动的内容。

其他药物

另外，一些用于治疗的药物（非成瘾性药品，如抗抑郁药）需要连续使用很长一段时间才能达到疗效。为了避免病情复发，药物使用者不应该突然停药。人们有关滥用药物的研究也包括长期用药，这些内容不但能告诉我们药物在大脑中产生的益处，也让我们了解到与突然停药相关的问题。

大脑的结构和功能

我们在着手研究成瘾的大脑之前，有必要先了解大脑及其结构。大脑的不同部位具有不同的功能。人类大脑的 75% 都由覆盖在外层的大脑皮层构成，大脑皮层有很多皱褶，还有不同的功能区。中风或运动皮层病变会导致人瘫痪，其瘫痪程度取决于所涉及的运动区域。大脑相关皮层受到

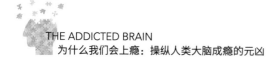
损害的中风患者会出现感知和注意力缺陷：颞叶受损会导致对物体的识别或命名能力受到损害；额叶损伤或中风会导致人格改变，制订计划的能力受损，无法完成复杂行为。大脑的其他部分中风或出现肿瘤也会对个体产生许多不同的影响（见图 1-3）。

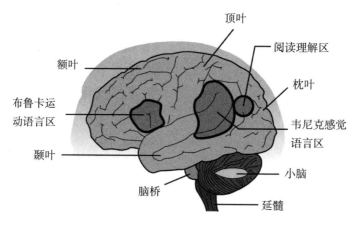

图 1-3　大脑功能区侧面图（单面）

注：经过对中风、脑损伤和肿瘤患者几个世纪的研究后，我们已经了解了各个脑区的具体功能，药物成瘾也涉及其中的某些区域。

　　大脑也是有关意识的器官。实施全身麻醉时，脑电活动相应减少，我们就会失去意识或睡着。如果刺激视觉皮层，就会有视觉图像进入我们的意识。如果刺激嗅觉皮层，我们就会感觉到气味。刺激大脑的其他部分，就会有其他事件或感觉进入我们的意识。情绪反应也基于大脑，一组被称为边缘系统的大脑区域控制着我们的情绪反应，并在感觉良好中起到一定的作用。我们将在下面的章节中谈到某些脑区与感觉良好以及药物之间的联系。

工具箱

科学就像我们生活中经历的所有事情一样，已经在发达的科学技术推动下出现了许多神奇的新方法和新工具，它们可以让我们在不进行开颅手术的情况下，仔细研究染色体或窥视大脑深处。这些工具不但强大，自身也非常有趣。

遗传学的研究技术也非常先进。现在，我们可以通过很小的血液样本来研究基因。因为基因是遗传的基础，而药物成瘾的一部分是可遗传的，我们可以通过研究基因来获得很多信息。这类研究的目标是 DNA，DNA 是由四种不同的化学物质——碱基所构成，正是 DNA 中这些化学物质的顺序定义了我们的基因。

这些化学物质缩写为字母 A、T、G 和 C，它们排成两条平行线，从而组成了 DNA 的结构。同样，这些碱基以 3 个为一组形成序列构成我们的遗传密码，这些遗传密码的特定部分影响着我们成为一个药物滥用者的可能性。

我们为了观察大脑内部所使用的非侵入性脑成像技术令人惊叹：磁共振成像（magnetic resonance imaging，MRI）能够描绘大脑的结构，测量大脑中不同区域的大小变化；功能性磁共振成像（functional magnetic resonance imaging，fMRI）可以告诉我们不同脑区功能性的活动；正电子发射断层扫描（positron emission tomography，PET）更是功能多样，不但可以揭示大脑不同脑区的活动，甚至能分析出某些脑部化学物质和蛋白质的水平。总之，在过去的 25 年 ~35 年里，遗传学和影像学研究已经成为人们新的可用工具。这些工具已经在抵挡成瘾性药物的进攻中冲锋陷阵。

要回答的问题

本书涉及许多关于成瘾性药物和大脑的问题，包括：

- 为什么说成瘾是一种大脑障碍，而不是道德问题？
- 在一个反复使用成瘾性药物的人的大脑中到底发生了什么？
- 未来会有更好的药物来治疗成瘾的个体吗？
- 为什么药物滥用是慢性的，并且会复发，这是失调的本质特征之一吗？
- 为什么毒品如此强大并能控制我们的行为，但我们仍有不放弃对其采取行动的责任？
- 我会依赖药物吗？
- 男性和女性、青少年和老年人对药物的反应以及接触经验上是否有差异？
- 我们能治好一个人的成瘾并让他康复吗？
- 背负瘾君子的污名是个问题，因为它常常会阻碍成瘾者寻求治疗或开放地应对成瘾。

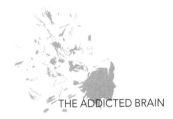

第 2 章　固有模式：动物和人类对药物的渴望

"我没救了！我去偷钱，还在上班时间溜出去过瘾，我没法停止了。
我到底怎么了？"

　　多年以来，医生和科学家一直试图弄清成瘾的机制，以及如何治疗成瘾。现在，在很多一流的医疗中心里，人们已经通过使用复杂的实验设备而让成瘾研究变得非常精细。每年，也有数以百计的出版物在描述该领域的新发现，加深我们对成瘾者的理解并改进治疗效果。

　　除了研究人类以外，人们对动物进行的实验也一直对研究很有帮助。事实上，与研究人类被试相比，在研究中使用动物有许多优势。[1]其中最重要的一点是，从动物一出生，人们就可以对它们的环境、营养、健康和药物使用进行严格的控制，而这对人类被试来说是不可能的。正因为如此，人们可以更精确地对动物实验有所限制，并且也更容易解释结果。此外，动物在实验过程中不能拒绝良好的医疗护理，而人类却不一定会遵医嘱。我们可以控制和保护动物的环境，但却无法控制人类所选择的环境。此外，人们对动物可以使用新的疗法和药物。实际上，美国食品和药物管理局要求使用动物来证明新药的安全性。尽管存在这些优势，但人们在使用动物进行研究时也必须非常小心谨慎。在实验进行前，人们必须详细描述每个实验及其过程，并获得学术委员会的批准。[2] 学术委员会研究的是未曾预料到的问题，让我们了解如何更好地照顾动物被试。科学家对这些问题很敏感，他们家里常常有自己心爱的宠物。

从回溯中了解更多

从 20 世纪 20 年代开始，动物就是成瘾研究的部分研究群体，人们早期的研究主要集中在药物如何影响动物的生理方面。人们通常的做法是控制住动物，把药物注射进动物的身体，动物只是被动的接受者。然后，人们对动物进行各种各样的测试，通过这样的方法，人们获得了大量的知识，这些知识成为了今天人们做许多工作的基础。但在 20 世纪 60 年代和 70 年代间，人们开发出一种新的实验程序：给予动物控制权，让它们自行控制药物摄入。动物可以主动地、自由地按下杠杆来获得药物注射，它们按下杠杆的速率反映了自己想要获得更多的药物及药效。这种对于动物药物使用的控制与人类个体控制药物使用的情况类似，这些研究也为我们理解人类的药物使用提供了更好的动物模型。

这个研究程序（或模型）是由几名科学家开发的，其中包括杰姆斯·威克斯（James Weeks）博士、舒斯特（C.R.Schuster）博士和友柳田（Tomoji Yanagita）博士。当动物被允许自己操纵杠杆摄入药品时，它们起劲时会让人大跌眼镜。在这种自主给药模型中，人们将动物全身麻醉后，通过手术在它们的颈静脉下放置一个导管，可以（通过压杆）将一定量的药物直接注入到动物的血液中，药物会迅速通过血管流到大脑。动物们似乎很快就适应了导管的存在，继续自己的活动，它们对导管的注意力甚至还不如一条外出散步的狗对自己颈圈的注意力强。

　　人们如何实施自主给药程序存在着细微的差异，但总的指导思想是：把动物放置在隔音箱中避免分心，然后提供两个杠杆，动物按压其中一个杠杆会注入生理盐水，而按压另一个杠杆会注入含有药物的液体（如可卡因生理盐水溶液）。当然，动物并不知道自己在接受注射，但它显然知道，与按压连接盐水的杠杆相比，按压连接毒品的杠杆会产生不同的感觉。动物按压哪个杠杆、按压得有多频繁，这些实验情况非常清晰，由此我们可以测量动物的偏爱程度（见图 2-1）。

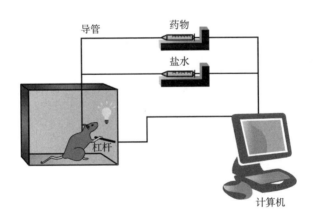

图 2-1　动物自主给药

　　注：图中表明了一只老鼠可以按压杠杆（只有一个杠杆是可见的），杠杆一端可能与盐水（盐水溶液）连接，也可能与成瘾性药物（如可卡因）连接，导管或药物输送管的一端被植入老鼠血管中。当杠杆被按压时，提供成瘾性药物的频次和数量都由计算机控制。当按压与毒品有关的杠杆时，老鼠并不知道这是在注射，但会产生一种感觉。如果它喜欢这种感觉，就会一次又一次地按下杠杆。此外，老鼠还能学会忽略不含成瘾性药物杠杆的注射。这个药物自主给药动物模型对研究和理解如何以及为什么成瘾非常重要。

当给动物提供一种几乎任何人都会滥用的药物（除了那些歪曲感觉和知觉的药物，如 LSD 这种致幻剂）时，动物几乎总是选择按压那些带来药物注射的杠杆。药物注入引起的感觉是积极的，作为奖赏，动物为按下杠杆的行为提供正强化，每次按压杠杆后注入能产生感觉的药物，进一步强化了杠杆按压行为。动物们上了钩，反复按压杠杆。奖赏性药物（如可卡因）存在的情况下，动物甚至可能会忽略食物、水、潜在的性伴侣等，而只会反复按压杠杆，直到自己累得无法继续。虽然动物控制着按压杠杆的次数，研究者控制着注入药物的总量，防止动物意外地伤害或杀死自己，但可悲的是，这些类似的伤害可能会在人类身上发生。

如果研究人员突然掉转杠杆，使一个原本提供可卡因的杠杆现在只提供生理盐水，动物很快会发现与药物有关的杠杆，并开始按压。如果人们不再向杠杆一端提供药物，动物就会持续按压杠杆一段时间，目的显然是希望药物再次出现。动物可能需要大量的不成功的按压来"熄灭"这种按压行为，这意味着，当动物不再将按压杠杆与期待的感觉联系起来时，按压杠杆的活动就会停下来。

前文所述的实验受到严格的控制，动物在有限时间内获得有限剂量的药物。但人类的情况却并不总是这样，有时，药物使用者可以持续使用一种药物很长时间。乔治·科布（George Koob）和同事以及其他研究者[3]在动物身上进行了此类研究，他们让一些动物使用药物的时间更长。例如，使用动物自主给药程序，每天允许老鼠使用可卡因 1 小时或 6 小时。在使用 1 小时的组里，随着时间过去，老鼠的可卡因摄入量较低并且稳定；但在使用 6 小时的组里，老鼠的可卡因使用量却在逐渐增加。药品的可获得性影响了老鼠的药物使用剂量，这与服用量大的吸毒者的行为是一致的。

　　因为自主给药范式如此成功，对于人类成瘾来说，这是一个可以信任的模型，可以用来确定新的药物是否具有潜在的成瘾可能。例如，如果某种化合物 X 对大脑产生影响，那么，了解它是否会出现自主给药的情况就是合理的。如果这种药物产生了某些影响，那么必须将其看作一种具有潜在危险的成瘾性药物。

　　看起来，除了认为动物和人类大脑具有相同的特性——使用药品能够带来快感之外，似乎没有其他原因可以解释动物和人类群体自主给药的稳健效应。换句话说，在人类和动物大脑中似乎都有一些固有模式会促进成瘾。成瘾具有人类和动物所共有的一种生物脆弱性。因此，一些人认为，正因为药物具有生物学基础，才使药物使用行为广泛存在，不能简单地将其解释为一个道德上的弱点。

达尔文理论的观点

　　通过回溯，我们不无惊讶地发现，有些动物与人一样对药物感兴趣。1871 年，达尔文做了一些有趣的观察实验，它们既有趣又富有启发性。

定义

人类和猴子的豪饮

　　不同种类的猴子都非常喜欢茶、咖啡和烈酒，我也亲眼看见它们享受吸烟的乐趣。布雷姆说，非洲东北部的土著人想捕捉野生狒狒时，会在外面摆放很多浓啤酒，等狒狒喝醉了后捉住它们。他看到一些这样的动物，趁它们醉酒时将其关起来，并描述了它们可笑的行为和扮鬼脸的样子。第二天早上，动物们感到痛苦和低落，它们用手抱着疼痛的头，表情痛苦。人们再给它们啤酒或葡萄酒，它们会感到恶心并且拒绝，但

> **定义**
>
> 却很喜欢柠檬汁。在美国，人们用一只蜘蛛猴做了这个实验，它在一次喝白兰地醉了之后就再也不去碰了，因此它比很多人更聪明 [节选自达尔文《人类起源》（ *On The Descent of Man* ）一书]。

我们的祖先一定曾注意到自然界中的这些现象：袋鼠咀嚼成熟的罂粟花，树鼩寻找发酵的棕榈花蜜，动物甚至一点都不警惕地坐在人类酿造的酒旁边大吃大喝，当然还有更多类似的例子。现在，我们在谷歌、YouTube和其他一些网站上可以看到这些资料。然而，不幸的是，对于现代人来说，就像食物对人的吸引力一样，酒精对人的吸引力也很容易让人误入歧途。

不确定或不定时的奖赏方式更容易成瘾

考虑一下，如果上述实验中并非每次按压杠杆都有药物，而是大约每按压三次才有一次药物，情况会怎样呢？正如心理学家所发现的以及任何赌徒所熟知的一样，与完全可以预测的回报相比，不确定的回报对既定行为的强化作用更大。

20 世纪 50 年代，研究者进行的有关食品对行为强化作用的研究很好地说明了这点。老鼠跑下跑道，作为奖励可以获得食物。其中一组老鼠每次完成都会获得食物奖励，而另一组老鼠只有 30% 的机会获得奖励。两组老鼠都学会了跑下跑道，并期待食物奖励。然后，两组老鼠的食物奖励都被取消，但还是允许老鼠跑下跑道去寻找食物。你可能会猜到，老鼠不会立刻放弃跑下跑道。在接下来的实验里，即使前一次没有得到食物，老鼠依然会继续跑下跑道，它们确实会这样做。接下来就是有趣的地方，与每次都获得食物奖励的老鼠相比，只有 30% 的机会获得奖励的老鼠在跑道坚持奔跑的时间更长（见图 2-2），它们会努力更长时间。虽然我们以为结果相反，但与定时奖励相比，不定时奖励在塑造寻找行为时具有更大的强化作用。与定期的回报相比，我们似乎更想要不定期的回报。

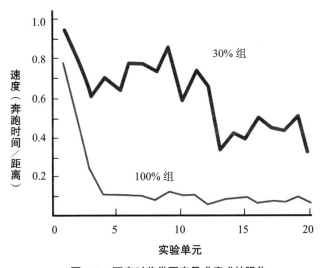

图 2-2　不定时奖赏更容易成瘾或被强化

　　注：训练老鼠为了获取食物而跑下跑道，其中一组每次都能获得食物，而另一组只有 30% 的机会获得奖励。之后，完全取消食物奖励。那些每次都会获得奖励的组（100% 组）与只有 30% 的机会获得奖励的组相比，更容易放弃奔跑行为。即使没有食物奖励，在更多的实验单元中，有 30% 的机会组的老鼠会坚持奔跑更长时间。

　　这个结果对于我们日常生活来说有着重要的意义。例如，我们可能想塑造宠物的行为。假如狗哀求着想吃桌上的食物，你在大多数时候都会克制自己，但偶尔也会让步，给它一些桌上的食物。虽然你告诉自己，你并不是每次都能给它食物，但还是觉得自己处理得不错。实际上，这样做更难让狗停止哀求的行为。我们可以很容易地联想到与儿童、学生相关的类似情况。这一结果可以使我们深入了解自己的行为，这是否就是一些人如此顽固地冲动赌博的原因？

动物模型的拓展

对研究药物成瘾来说，自主给药动物模型（见图 2-1）非常重要。有趣的是，我们对该模型的了解也在不断发展。我们通过严格地拓展和检验该模型，可以对药物成瘾的不同方面或阶段进行研究。其中包括：在药物使用的起始阶段，动物学会自主给药的速率；在药物使用的维持阶段，动物已经学会按压杠杆，它们的按压行为趋于稳定、相对不变；在药物使用的消退阶段，按压杠杆不再产生药物奖赏，动物的按压行为逐渐停止；在药物使用的复发阶段，由于压力、线索（见下面的知识栏）或药物所引起的，按压行为已经消退的药物使用者会再次寻求药物。基于不同的大脑加工过程，这四个阶段会有所不同。此外，与治疗的其他阶段相比，用某些药物治疗某个阶段更有效。因此，人们寻找的治疗方法和相关药物的可用工具也会变得越来越复杂。

定义

在本书中，"线索"指的就是提醒药物或药物使用的任何东西：它可以是一个一起使用药物的朋友，可以是一个曾经使用药物的场所，甚至可以是一种不论是否属于药物的白色粉末。线索的重要性在于它会导致复发，触发大脑的反应，使你想要获取药物。想要停止药物使用的人必须了解这些线索或危险的迹象——必须避免这些导致渴求和获取更多药物使用的线索，或在自己头脑中使这些线索失去效果。

动物模型拓展示例

人们应用这个模型来探索新的研究思路，其中一个案例是作者所在的实验室完成的实验，该实验主要研究的是可卡因安非他明调节转录肽（Cocaine-and Amphetamine-Regulated Transcript peptide，CART peptide）。可卡因安非他明调节转录肽是存在于大脑某些区域的化学物质，它与药物滥用有关，人们可以通过动物模型来探索这种物质在药物使用中所起的作用。如果允许动物使用可卡因进行自主给药，之后，动物只有通过多次按压杠杆才能获得所需奖赏，最终就会使其放弃按压杠杆。现在，关键的问题是，与动物不太喜欢的药品相比，动物会更多地尝试获得自己更喜欢的药物。计算动物放弃前的按压次数，可以测量出动物想获得这种药品的程度。假设动物可以按压杠杆注射可卡因，每当它们按下杠杆时，它们都会期待获得注射。人们通过停止提供可卡因，可以测量出它们停止按下杠杆前的按压次数。一个有趣的实验结果是，如果在关键脑区注射 CART 肽，动物就会更快地放弃按压杠杆（见图 2-3）。看来，当给予动物 CART 肽后，它们就对获得可卡因奖励不感兴趣了。

重要的是，注射到动物大脑里的 CART 肽能使可卡因的诱惑力降低。CART 肽也许参与了大脑因可卡因导致的过度活跃的化学反应的控制过程，我们在后面的章节中会对这一点进行更多的阐述。但是，如果能开发出基于 CART 肽的药物，使可卡因不再对吸毒者具有如此大的吸引力，岂不是很令人向往？最后这个问题只是推测性的，因为我们在考虑使用 CART 肽用于人类的治疗之前，需要了解更多的相关知识，你应该了解这一点。我们有许多类似通过使用自主给药模型的实验，它们为我们提出了许多新的治疗思路。

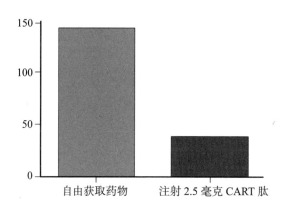

图 2-3　注射 CART 肽减少可卡因的奖励效果和摄入量

注：动物发现了可卡因的奖赏作用，并渴望得到可卡因，它们通过按压杠杆来获得可卡因注射。事实上，它们多次按压杠杆才能获得一次药物。现在，我们在实验中加入另一个因素。在自由获取药物的情况下（a drug-free solution, aCSF），动物仍然通过按压杠杆希望得到可卡因（按压数量对应于图中直方条的高度）。但是，如果将 CART 肽（2.5 微克）注射到与可卡因使用相关的大脑区域（伏隔核）中，那么就像图中右边的直方条所表示的那样，动物对可卡因的需要就会少得多。直方条的长度可以测量动物对可卡因的渴望程度，注射 CART 肽则降低了这一需要，使直方条变短。我们将会在后面的章节中说明这个实验的更多细节。

　　大家可以看到，自主给药模型是多么重要（其他模型也是一样）。我们通过展现药物成瘾这种基于大脑功能的生理过程，可以寻找针对成瘾的新药和治疗方法，阻断或逆转大脑中成瘾性药物所诱发的进程。这一模型也为我们提供了新的基于生理过程的合理疗法。我们可以直接将药物注射到不同的脑区，或通过外科手术来改变这些脑区，以便清楚地阐明大脑中间接参与成瘾过程的部分。当然，毫无疑问的是，在人类被试身上进行这样的实验是非常不符合伦理的，也是不可能的。[4] 因此，使用动物模型让这一实验取得了重要进展。

复发、渴望、复原

药物滥用是一种易复发的疾病。实际上，大多数药物滥用者和吸毒者曾经停止或试图停止使用药物，但最终还是会复发。所以，在任何既定的时间里，大多数吸毒者其实只是复发者。因此，研究复发本身非常重要，如前所述，人们也在这方面通过自主给药模型变式进行了很好的研究。这种变式让动物学会自主给药（如可卡因），直到杠杆按压行为稳定；然后，撤掉药物，如预期的那样，按压杠杆不能获得奖赏，动物就会产生厌倦感，按压行为消失。动物现在是经验丰富的吸毒者，就像大多数吸毒并已经停止的人。在这种情况下，人类个体很容易想到使用药物，比如当人们感受到压力或得到一些线索，就会产生对药物的渴望，也许就会开始寻找药物。这些线索可能是瞥到一个一起使用药物的朋友，可能是到了一个曾经使用药物的场所，甚至可能只是看到了一些白色粉末，这些都会让个体想到使用药物。线索及其影响非常有趣，它们也是人们近年来才开始进行研究的领域。例如，莱斯利·伦达尔（Leslie Lundahl）博士和克里斯-埃林·约翰森（Chris-Ellyn Johanson）最近发现，与毒品相关的线索会点燃大麻依赖者的渴求，[5] 即使只是少量的毒品（一个线索）也会引发人们大量的吸毒问题。因此，如你所见，某些情况会触发人们对毒品的渴求、寻求和复发。

现在，让我们回到上面叙述过的情况，动物体验过一种毒品，但目前却无法得到。如果对动物施加压力因素，如对脚部施加电击，或对其注射药物，动物就会非常明显地开始按压杠杆的行为，这种按压行为以前能为其带来药物。而即使按压杠杆无法得到药物，动物依然会这样做（参考见图 2-4）。在引发人类对药物渴求的情境中，动物先前做出的药物使用也会影响其寻求药物的行为。

在该动物模型中，我们可以探究关于复发的各种问题，也可以开始思考哪些药物能最好地治疗或预防复发？

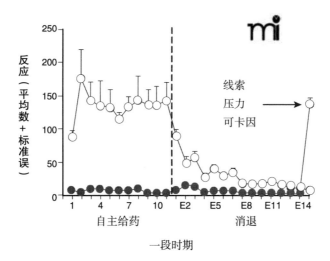

图 2-4　自主给药动物模型也可用于理解人类的复发

注：给予药品的杠杆按压（图中的白色圆点）和没有药物的按压（图中的灰色圆点）和预期一致，非药物的杠杆很少被按压（在纵轴的"反应"中显示）。动物接受了12 天的可卡因自主给药（上图左半部分），药物输送会伴随一条光和／或声音的线索。除了第一天动物处于学习过程之外，其他时间动物的自主给药都在（纵轴）140 左右并达到稳定。在实验的第二阶段（上图右半部分），动物接受"消退训练"，在此期间，按压杠杆不能获得药物（E1~E14），动物按压杠杆的行为接近于零。第二阶段结束时，给动物呈现自主给药管理期间每次药物注射时的线索，或施加一个中等压力（一般情况下是足部电击），或施加药物本身。上述任何一种刺激都一致压过了消退训练的效果，即使依然没有药物出现，动物还是会再次开始按压杠杆。这种恢复或再次出现的按压杠杆行为被看作药物的寻求或复发。

虽然这是一个复杂的实验，但却很清楚地表明：如果动物具有先前药物使用的经验，那么压力或单次注射就能刺激其寻求药物。人们使用这种动物模型可用于研究复发。

其他动物模型

我们可以使用其他模型来研究大脑和药物的其他特性。例如"条件性位置偏爱"和"药物辨别"等模型都具有较强的技术性，它们有时也比较复杂，但却非常有用。我们之所以提到这些，是希望你能了解到药物成瘾研究的实验范式种类非常丰富。在第 3 章中，我们将探讨"自主电刺激"及其重要性。

观念转换

非常重要的是，我们意识到不仅人类存在成瘾这一弱点，同样动物也存在。有时，吸毒者被认为是恶心的和道德败坏的，不值得人们帮助，更别提对其进行研究了。失控的觅药行为及其相关的犯罪和堕落行为，使吸毒者被人鄙视，有时甚至被周围的人唾弃。吸毒者自己也感到无助和绝望。成瘾是一种脑部疾病——就像偏头痛或癫痫发作——人们产生的这种认识具有革命性。现在，我们认为，如果我们能充分了解大脑，就可以更有效地治疗成瘾，这一点也正在变为现实。药物使用者自己也意识到，新的治疗成瘾的可能性已经向他们敞开大门，其中包括针对大脑及其功能的药物和行为治疗。这并不是说现有的治疗程序是无效的，相反，许多治疗方式都是有效的，而我们现在有了新的治疗选择。研究最重要的功能不仅是探索和发现，还为未来提供了希望，并为当前存在不足的方面带来希望。

▶ **小结**

动物使用药物的方式和人类相同，因此可以将其作为研究人类药物使用的模型。人们对成瘾性药物和大脑的研究极其重要，但许多研究无法在人类被试身上进行，因此动物模型得以被采用并获得了成功。

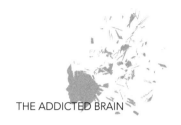

第3章 感觉美妙：大脑自身的奖赏系统

成瘾性药物到底对我们做了什么？当问到一个吸毒者为什么注射海洛因时，她的回答是，这种感觉就像在注射性高潮！虽然由于药物效果不同，它们对身体的影响也不同，但可以肯定的是，药物会让我们感觉良好，甚至感觉很美好。对于药物滥用来说，快乐、奖励和强化的概念非常重要，以至于如果不描述有关大脑自身奖赏系统的关键发现，我们就几乎无法讨论药物成瘾这一问题。如果大脑中本身不存在奖赏系统，药物就不可能产生奖赏作用。

我们在前面的章节里呈现了与药物使用相关的奖赏，在此之前也有实验揭示了大脑中自然存在的奖励和强化系统。鉴于大脑的部分工作是通过电活动进行的，所以这些发现与对大脑区域进行电刺激有关，这一点都不奇怪。如果你的一个行为立即产生回报或带来良好的感觉，你就会一次又一次地想要重复这个行为。其实，我们每天都在这样做。良好的感觉加强（因此，就有了"强化"的思想）了产生这些感觉的行动。例如，我们准时到餐厅吃饭，我们学习，我们养成习惯，等等，这些都是对奖赏的反应。鉴于大脑是行为的器官，我们怎样才能了解奖励和强化行为在大脑中的位置，以及大脑中到底发生了什么？

我们想要回答这些问题，可以在大脑中植入电极对其进行刺激，并记录和测量由此而引发的反应。还有一个程序被称为自主电刺激，在这种程序中，老鼠（和人类）按压杠杆会将电刺激传递到大脑的某些区域。是的，它们要做的还是按压杠杆，只不过这次不是注射药物，而是给大脑一个直接的电刺激。动物一次又一次地按压杠杆，意味着电刺激带来了积极的或好的结果。但是，只有当电极被放置在大脑的某些区域时，才会出现自主电刺激，这一现象表明大脑的某些部分参与了产生奖赏或愉悦的过程。这是 20 世纪 50 年代的一个重要研究发现。

卓越的观察员及重大发现

事情是这样开始的：1954 年，两位年轻的科学家——詹姆士·奥尔兹（James Olds）博士和彼得·米尔纳（Peter Milner）博士——试图研究用电对网状结构（大脑的一个区域）进行刺激能否使老鼠学习得更快。在进行这项研究工作的过程中，他们注意到，一些经历了短时间刺激的老鼠迅速返回自己在笼子中接受电刺激的区域。老鼠们一次又一次地回到自己接受刺激的位置，好像想获得更多的刺激！这表明，刺激某些植入电极的大脑区域会产生一些积极的、奖赏性的强化效果。

让人意外的是，当动物产生此类行为时，这些电极不是产生在大脑网状结构中，而是产生在另一个被称为隔膜的区域。研究者在计算应该把电极放在哪个位置时犯了一个错误。确实如此！从很多方面来说，这一发现是个偶然。在随后的实验中，当老鼠得到控制自主电刺激时，当它们被允许按压杠杆对自己的大脑进行自我刺激时，它们确实会这样做。这个结果让奥尔兹和米尔纳大吃一惊，并意识到自己即将取得重大发现。他们放弃了原来的研究计划，决定研究电刺激的奖励和强化的特点。他们把电极植入大脑中的不同区域，研究不同脑区是否支持电刺激按压的效应（见图 3-1）。

> **定义**
>
> 詹姆士·奥尔兹说道：
>
> 当动物进入围栏的一个角落时，我对其使用的是一个短的 60 周期正弦波电流。第一次电刺激后，动物并没有远离那个角落，而是出去溜达了一下就很快返回；第二次电刺激后，动物们离开的时间更短；第三次电刺激后，动物们看起来只是因为"返回能得到更多"。

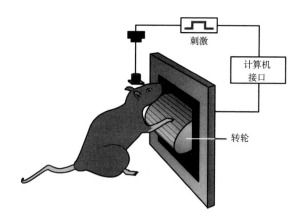

图 3-1　老鼠返回自己的笼子中接受电刺激

注：图中是一只老鼠，它转动轮子会对大脑的特定部位产生电刺激。转动轮子与

按压杠杆产生了相同的刺激，两种方法都可以使用。老鼠在麻醉状态下进行无菌手术，人们将电极放置在其大脑的选定区域。在实际操作中，电刺激器由一个很松弛的弹簧连接在大脑中的电极上，动物可以自由地在笼子里活动。人们通过系统地探索不同的大脑区域，可以绘制出以"快乐"为中心的大脑地图，这些地图显示的是人们在动物大脑中放置电极后它们产生自我刺激的地方。

研究者通过精心绘制电极的放置点，[1] 发现了产生这一重复性的、被强化的自我刺激行为的脑区，并将这些区域称为奖赏中心。在下丘脑外侧、内侧前脑束和其他脑区都会出现高频次的自主电刺激。人们对这些解剖图谱的研究揭示了许多相关的脑区，但鉴于本书的目的，我们不需要涉及相关的解剖细节。这些区域包含许多部分，人们有可能同时受到刺激，其中任何一部分刺激都会产生自主电刺激。后续的实验表明，内侧前脑束中至少有一种主要成分是支持自主电刺激的，它就是含有神经递质多巴胺（Dopamine）的神经细胞或神经元。内侧前脑束的电刺激会释放多巴胺，阻碍多巴胺的化学成分也会阻碍自主电刺激，可卡因之类的药物也会促使多巴胺增加。因此，药物和电刺激有类似的效果。我们将在第4章中更加详细地讨论包括多巴胺在内的神经递质，以及它们在大脑中的作用。

与人类相关的工作

出于伦理的考虑，我们不能在人类被试身上实施这类实验，除非是在病人患有一些严重的、导致其衰弱的疾病，而采用其他治疗方法毫无效果的情况下。20世纪50年代，在新奥尔良，出于几个重要的目标，罗伯特·希思（Robert Heath）博士及其同事在杜兰（Tulane）把电极放入人类患者的大脑。他们希望通过对所谓的"快乐中心"进行直接电刺激，来治愈或改善严重的精神疾病。那时，这种病人的确没有什么可供选择的治疗方案。

在一个有趣的案例中，希思的一个病人每小时会刺激自己大脑隔区约1 500次，这表明电刺激可能具有一种强大的甚至令人沉醉的效果——这使人不禁想起了本章第一段中引用的海洛因成瘾者的话。

在海洛因的刺激下，病人想到了性。刺激其他脑区（例如中脑），病人会产生与性无关的愉悦感受。在其他研究中，病人描述了许多不同的感觉和情绪，如快乐、幸福、心境的积极变化、不同身体部位的快感、焦虑缓解、感到欣快，这是多么令人惊讶的结果啊！

总的来说，希思和其他人的研究表明，就像奥尔兹和米尔纳的研究所展现的那样，在人类和动物大脑中都有快乐或奖赏中心。大脑这一器官既主宰快乐，也主宰痛苦，这样的观念已经开始形成。

大脑深度刺激治疗

现在，一个被称为大脑深度刺激（deep brain stimulation，DBS）的程序可以用于人类被试，它并不一定与药物和愉悦相关。在这一过程中，神经外科医生将电极植入患者的大脑，这个电极使用电池供电，并能产生电子脉冲（见图3-2）。已有研究表明，刺激电极可以减轻慢性疼痛、抑郁症、帕金森病和其他疾病的症状。当然，这取决于植入电极的位置，植入不同部位的电极可以用其治疗不同的疾病。这种治疗方法相对较新，因为直到1997年美国食品药品监督管理局（FDA）才首次批准使用这种大脑深度刺激治疗方法。有趣的是，大脑深度刺激治疗的作用机制尚未被人们透彻理解。你可能已经预料到，人们正在讨论将大脑深度刺激作为一种成瘾性疾病的治疗方法，使用这种方法所做的动物实验已经得到了可喜的成果，实验结果显示，大脑深度刺激似乎能够减少动物自主给药的兴趣。

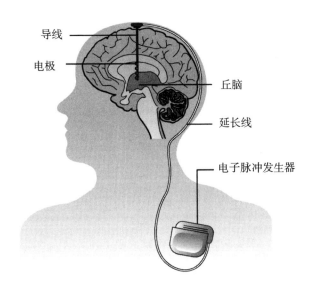

图 3-2　大脑深度刺激示意图

注：大脑深度刺激是一种重要的治疗技术，可用于治疗严重的神经系统疾病。研究发现，电极被放置在大脑区域（图中显示为丘脑）可以减轻某些症状。导线连接电极，延长线埋在皮肤下，连接提供刺激的电子脉冲发生器。脉冲发生器放置在皮肤下的区域中，可以校准和检修，打开刺激器就可以减轻各种症状。

惊人的启示

继奥尔兹和米尔纳的发现后，人们已经发表了成千上万篇有关该主题的论文。在很多物种中都存在电刺激强化的作用，它们不仅包括哺乳动物，也包括鱼类甚至蜗牛。这种效应是稳健有力的。其中一份研究报告显示，老鼠差不多能连续按压杠杆 20 天，平均每分钟按压 29 次！自我刺激也与食物和水的摄入有关。在大脑的某些区域连接电极后，剥夺食物会增加自我刺激，摄入饮食会减少自我刺激。在有些脑区中，剥夺饮水的行为会影响人们的杠杆按压水平。这些结果支持了大脑中存在对进食和饮水行为有强化作用的强大系统。这些奖赏以及交配行为都对个体和物种的生存至关重要。[2] 大脑已经进化到对我们的生存具有决定性的影响。

与药物的关联

最后一点，我们在第 2 章中了解到药物存在自主给药效应。现在，我们已经知道大脑的某些部分支持自主电刺激。那么接下来，一个合乎逻辑的问题是：这是两种完全不同的独立存在，还是相互有所关联？换言之，这两个过程是否向大脑中输送了同样的物质，还是通过相同的脑区在起作用？

一个相对简单的实验表明这两种不同的活动是相关的。人们让老鼠学习用电刺激自己的大脑，直到老鼠的按压反应稳定；然后，人们通过变换电流来确定阈值。想要理解这个实验的关键是理解阈值的概念。阈值指的是能够引起自我刺激的最低电流。如果电流很小，老鼠就意识不到有刺激出现；如果使用阈值电流或更大的电流，老鼠就能识别出刺激。研究者可以通过可靠的既定程序来确定阈值。

人们为正在进行自我刺激的老鼠注射不同剂量的可卡因，[3] 并用测出的可卡因剂量确定电刺激的阈值。事实证明，可卡因的剂量不同，会导致自我刺激的阈值发生变化；使用的可卡因越多，阈值越低。在产生行为效应所用的可卡因剂量附近，电刺激的阈值显著降低（见图 3-3），人们在实验中也发现，其他类型的成瘾药物也会产生类似的效应。

特定脑区中的药物和电刺激之间的相互作用表明，它们在大脑中使用相同的神经通路。药物提高了神经通路的活性，大脑只需更少的电流就能使电刺激达到阈值。毫无疑问，这是一个关于药物是如何工作的有用发现！

为了更加全面地了解大脑，人们在研究中也发现，大脑中有厌恶或回避的相关脑区。[4] 滥用性药物也有让人厌恶的属性，你可能会猜到，自主给药的程度受到药物本身奖赏和厌恶比例的影响。一个设计严谨的实验结果表明，大麻、可卡因、酒精、吗啡等许多药物都有让人厌恶的性质：酒精很苦，味道可怕；烟味让人恶心和窒息。至少对某些药物来说，其奖赏效果或厌恶感都存在耐受性。不幸的是，药物的奖赏效应往往会占据上风。

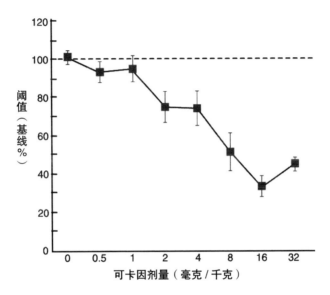

图 3-3　通过改变电极的电流量进行自主电刺激研究

注：显然，如果把电流降到很低的水平，动物就意识不到电流，也不会有自我刺激。阈值是导致产生自我刺激的最低电流（见图 3-1）。注射可卡因会降低阈值，这就好像药物本身已经给大脑提供了一些刺激，它就不需要那么多电刺激了。因此，药物的激励作用和内源性的奖励系统是相同的，关于这一点，人们已经通过自主电刺激实验得到了确认。

▶ **小结**

大脑中的许多区域都支持自主电刺激的效应。换句话说，动物会持续进行操作，以获得对这些区域的电刺激。成瘾性药物也能激活其中的部分区域。大脑中有天然的神经通路，它们是获得积极感觉的中间环节。同样，药物也能激活一些相同的神经通路，它们作用于大脑，使我们感觉良好。

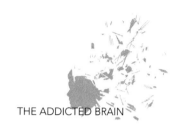

第 4 章　药物究竟对大脑有什么作用

> 病人告诉咨询师，说自己已经吸了好几个月的毒了。"我曾经停止过吸毒，但是现在，如果没有这些东西，我就要疯了。他们说我的大脑已经发生了变化……"病人是对的。想要理解大脑的变化，我们就需要了解大脑在基础层面是如何工作的。

神经细胞

我们的大脑使用了基本功能单位——神经细胞来指导我们的身体和行为。神经细胞（或称作神经元）包括细胞体、被称为树突的延伸分支、被称为轴突的较长的线状部分以及轴突末端的神经末梢（见图 4-1 中的左图）。神经末梢一般紧靠另一个可以发生作用的神经元，并通过释放起到刺激作用的化学成分来影响临近的神经元。细胞膜是细胞的边界，其作用是保持神经元的完整性。

　　神经元按照环状或链状顺序排列，但它们之间没有物理连接，也不会相互碰触。相反，它们由一个个小空间分隔开，这个小缝隙被称为突触空间或突触间隙（见图 4-1 中的右图）。"突触"是指神经网络中神经末梢、突触空间和细胞膜的交界处。当树突或神经细胞体被电激活达到一定阈值，这个被称为"动作电位"的电冲动就开始向下传导到轴突。当动作电位到达轴突末梢并进入神经末梢时，就会出现被称为化学神经传导的不同过程。

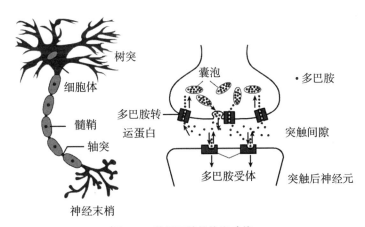

图 4-1　神经元的结构和功能

　　注：左边的示意图表示了神经元或神经细胞的结构，其中包括有树突的细胞体，以及一个末端有神经末梢的轴突。在上面的图示中，轴突被髓鞘覆盖，髓鞘协助动作电位（电脉冲）的运动，但我们讨论的神经元并不总是包含髓鞘。神经末梢紧挨着神经通路中相邻神经细胞的树突。对大脑的运作来说，神经末梢（见右图）与下一个神经元的紧密连接非常重要。

　　图 4-1 中的右图是包含神经递质多巴胺的神经末梢原理图，神经末梢紧挨着旁边的神经细胞（突触后树突）。多巴胺存储在囊泡中，动作电位（电脉冲）产生后进入神经末梢，囊泡和细胞膜融合，将多巴胺释放到突

触间隙。神经递质在突触中扩散，与受体结合，产生刺激（用箭头表示）。最后，转运分子将多巴胺从突触间隙中移除，然后将其移回到神经末端，再次储存在囊泡中。

化学神经传递[1]就是发送化学信号的过程，从神经末梢释放的化学成分能激活或抑制神经环路中的下一个神经元。这种化学物质被称为神经递质，神经系统中有许多不同的神经递质。因此，大脑（或实际上是神经环路中的单个神经元）运作的完整过程是这样的：突触中的化学信号改变过程与神经细胞和轴突中的电活动过程交替进行。化学信号是由受体传导的，我们会在下面的内容中对其进行描述。这种化学传递的基本过程非常关键，我们必须理解这一过程，才能了解药物在大脑中是如何工作的。

大脑：生存的器官

神经传递的整个过程一直都运作良好，当然，它也应该是这样。在亿万年的进化过程中，它已被充分地磨炼和完善。我们知道，对我们的生存来说，大脑是一个关键器官。在进化过程中，那些工作状况更糟糕的大脑版本（我们假设它们曾经存在）已经消失了，因为它们无法与"更聪明"的大脑竞争。当我们想到对于生存来说，大脑在协调着如此多的关键过程时会感到不可思议——甚至会感到震惊。

定义

神经递质的合成与储存

神经递质合成的方式取决于神经递质的类型。对成瘾过程（我们稍后会讨论）来说，像多巴胺一样的小分子神经递质至关重要，这种小分子神经递质是氨基酸前体在酶的作用下合成的。酶是一种蛋白质，它

定义

通过促进分子的变化来制造出新的分子。这个过程中发生的变化是通过加入原子或将较小的分子连接起来构建分子结构，而反向的变化则是通过移除原子或拆开分子的成分进行分解。有多种酶参与了产生神经递质分子的一系列过程，并形成了独特的结构。在这一过程中产生的新物质或发生变化的物质都被称为中间物质。例如，多巴胺是由广泛存在的氨基酸（amino acid）和酪氨酸（tyrosine）形成的。羟基 [OH，氧（hydroxyl）和氢（oxygen）结合在一起] 组在酪氨酸羟化酶（tyrosine hydroxylase）的作用下，被添加到酪氨酸中形成中间物质二羟苯丙氨酸 [dihydroxyphenylalanine，即左旋多巴（DOPA）]。然后，中间物质在二羟苯基丙氨酸脱羧酶（DOPA decarboxylase）的作用下，形成多巴胺。由于每种神经递质都具有独特的结构，一系列酶会在其合成过程中以特定顺序加入进来。通常，神经递质都是在神经元细胞体中产生的，并在其中合成所需的酶。

神经递质是强大的，甚至是危险的。它们通过释放信号，显著地改变了神经的功能，特别是当神经递质与受体在不恰当的时间和位置进行相互作用时。因为这些偏离常规的神经递质会造成信号混淆，神经元通过细胞膜约束微小的储存囊泡，将大量的神经递质相互隔离。通常，神经递质在神经细胞体内进行合成，然后被运送到神经末梢，并存储在囊泡中，之后在动作电位的调节下被释放到突触中。

神经递质多种多样

神经递质的种类之多令人吃惊。它们中有类似多巴胺的小分子；有类似内啡肽的大分子，其尺寸是多巴胺的好几倍；甚至可以是气体，如

> **定义**
>
> 一氧化氮（NO）。一些神经递质是兴奋性的（它们会激发神经环路中的下
> 一个神经元），例如谷氨酸（glutamate）；另外一些神经递质则是抑制性
> 的，如 γ-氨基丁酸（gamma-aminobutyric Acid，GABA）。神经递质具有
> 兴奋作用，也具有抑制作用，它们对神经元活动具有更大的控制力。
>
> 人们发现，神经递质不止一种，这并不奇怪；但人们已经发现的神
> 经递质似乎有几十种，这还是让人有点吃惊的。科学家推测，大脑在
> 进化过程中发展出许多功能，其中神经递质起到非常重要的作用，它们
> 会给大脑提供一个安全范围；这样如果基因突变，导致一种神经递质消
> 失，我们并不会因此受到很大伤害。
>
> 如果我们的目标是了解不同成瘾性药物在大脑中的运作，我们就要
> 了解神经递质，因为成瘾性药物的运作与特定神经递质的活动改变有关
> （见表 4-1）。
>
> **表 4-1**   **滥用性药物及相关的神经递质**
>
> | 药物 | 神经递质 |
> | --- | --- |
> | 尼古丁 | 乙酰胆碱 |
> | 酒精 | γ-氨基丁酸（GABA）和谷氨酸 |
> | 精神兴奋剂（可卡因和安非他明） | 多巴胺 |
> | 鸦片制剂 | 脑啡肽和内啡肽 |
> | 抗焦虑药（阿普唑仑和安定） | γ-氨基丁酸（GABA） |
> | 吸入剂 | γ-氨基丁酸（GABA） |
> | 致幻剂（LSD） | 5-羟色胺 |

> **定义**
>
> （续表）
>
> | 药物 | 神经递质 |
> | --- | --- |
> | 咖啡因 | 腺苷 |
> | 大麻 | 内源性大麻素和大麻素 |
> | 苯环己哌啶 | 谷氨酸 |
>
> 注：滥用和引起成瘾的药物会干扰某些神经递质发挥作用。每种特定类别的药物会对相同的神经递质产生影响。在偶然的情况下，一种药物会影响不止一种神经递质。

受体——神经递质如何运作

就像彩虹的末端是金色的一样，受体（receptor）位于神经传递的尽头。受体是一种蛋白质，它有选择地与特定的神经递质结合，就像一把钥匙只能打开一把锁一样。多巴胺受体不会与谷氨酸或其他神经递质结合。当一种神经递质被释放，它就会弥漫在突触间隙（见图 4-1 中的右图）和自身的受体结合。神经递质和受体结合是非常重要的一步，它改变了受体的形状，而受体会使神经元发生变化。因此，受体（当然是和神经递质一起）是诱导和调节中介神经环路中下一个神经元变化的元素。了解神经递质与受体的结合是可逆的，这一点非常重要，当神经递质与受体发生作用，进一步诱导突触后发生变化之后，神经递质就会离开受体。我们会在本章后半部分中讨论这个特点的意义。

人们按受体的工作方式或结构可以将其分成几种类型，其中两种主要的类型是离子通道受体（ion channel receptors）与 G 蛋白偶联受体（G-protein coupled receptors）。离子通道受体之所以被如此命名，是因为

> **定义**
>
> 其与神经递质结合时会打开离子通道，离子通道就是这类受体活动的部分参与者，离子流进入离子通道，从而改变神经元中的电荷（见图4-2）。离子通道受体的工作速度很迅速（以毫秒计），它主要负责诸如肌肉收缩和运动等活动。
>
>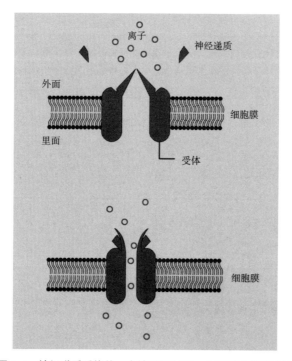
>
> **图4-2　神经递质受体从一个神经元向下一个神经元传导信号**
>
> 　　注：本图表示了大脑中一种主要的受体——配体门控性离子通道受体（the ligand-gated ion channel receptor），它的名称完全符合其含义。当前一个神经元释放的神经递质与受体结合时，门就会打开，受体通道允许改变电荷和电压的离子穿过细胞膜；反过来，神经递质也可以在突触后细胞产生动作电位（电脉冲）。这是一个神经元释放神经递质并通过受体改变下一个神经元特性的例子。

> ### 定义
>
> 　　另一类受体是 G 蛋白偶联受体（GPCRs），它之所以被如此命名，是因为其在释放信号时包含了 G 蛋白。这类受体的活动过程整体偏慢，有时甚至会超过几秒钟。当这种受体与神经递质结合，随后受体的形状会发生变化，使细胞内的 G 蛋白被激活。这种 G 蛋白偶联受体的结合也是可逆的，之后被激活的 G 蛋白扩散在神经细胞体内，从而诱发多种功能。就像有许多不同的神经递质一样，G 蛋白也有许多不同的类型，为神经元提供了产生所需变化的多种方式，这会使神经元的种类越来越多，因为单独一种（如多巴胺）神经递质可以通过不同类型的细胞内信号与多种不同亚型的受体相结合。
>
> 　　在任何情况下，对于我们这些专注于研究滥用药物的人来说，最重要的是了解大脑中有多少种信号和受体。你可以说它们复杂多样，并提供了很多滥用药物的机会，从而影响大脑。对于想要了解药物作用的人来说，只是了解所有不同的受体并不重要，但在一般意义上说，了解受体却非常重要。

神经递质移除——谨慎地制造信息

　　神经递质与其受体以可逆的方式结合在一起——它们能结合，也能被移除。由于神经递质刚刚释放时的浓度非常高，即使神经递质并非一直停留在受体上，受体也会受到刺激。当神经递质与受体结合时，会发出信号，最重要的一点是，人们必须通过从受体和突触中移除神经递质来终止信号。如果神经递质发出的信息不被终止，它的活动就是连续的，并有可能成为噪声。神经递质从受体中移除的方式包括神经递质分

定义

解为非活性物质，通过循环再摄取从突触中移除；或者通过扩散离开受体的突触间隙。神经递质分解需要酶，再摄取则需要转运蛋白。转运蛋白位于神经末梢的细胞膜中，它将神经递质再次输送到神经末梢并存储在囊泡中，等到下一次动作电位出现时就可以再次释放。

说到神经递质被分解，然后失去活性，我们经常会想到乙酰胆碱（acetylcholine）。人们认为，乙酰胆碱是第一种人类历史上了解的神经递质。与其他神经递质一样，人身体的不同部位存在几种乙酰胆碱受体亚型，但其终止机制是相同的——乙酰胆碱被乙酰胆碱酯酶（acetylcholinesterase，AChE）分解成为无活性的片段（见图4-3）。

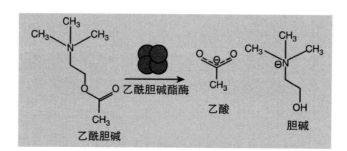

图4-3　乙酰胆碱被酶分解

注：图中表示了乙酰胆碱这种神经递质的分子结构。一种球状的酶——乙酰胆碱酯酶将乙酰胆碱分解成两个较小的分子——乙酸和胆碱。无论是乙酸还是胆碱都不能激活受体，神经递质的效用被乙酰胆碱酯酶所终止，这一过程通常在突触间隙出现。

另一种神经递质被称为肽（peptide），肽通常很大。一组被称为肽酶（peptidases）的特定的酶能够分解肽，其基本上通过将肽类神经递质

定义

切断成更小的碎片而使它们失去功能。

再摄取是一种与多种神经递质有关的终止过程。如多巴胺——一种与药物滥用和成瘾有关的神经递质，多巴胺被一种称作多巴胺转运蛋白（dopamine transporter，DAT）的转运蛋白通过再摄取过程移出突触间隙（图 4-1 中的右图）。转运蛋白就像一个动力泵，将神经递质从神经末梢外部移回内部，受体移回神经递质可以有效地终止神经递质的活动。众所周知，精神兴奋剂类药物（如可卡因、安非他明、甲基苯丙胺等）会锁住受体，导致突触中多巴胺增多。

化学信号的全过程

我们要记住，正常的大脑需要经历 3R 过程——神经递质释放（release of neurotransmitter）、神经递质激活受体（receptor activation by neurotransmitter）和神经递质移除（removal of neurotransmitter）。当其中任何一个过程受到干扰时，就有可能发生中毒性反应或患病。尽管如此，我们最重要的是要记住，对人体有用的治疗药物也会作用于这些过程，只不过药物的益处大于害处。例如，某些抗抑郁药能阻断 5-羟色胺的再吸收，从而延长了突触中 5-羟色胺的作用。

成瘾性药物扰乱神经传递

现在，我们开始把这些过程联系起来，考虑成瘾性药物是如何影响大脑的。成瘾性药物可以通过无控制的模仿或阻断神经递质的方式来影响神经递质的功能，这会歪曲我们那些由大脑调节的行为，并改变我们的感觉。无控制就意味着大脑本身并不具有调节这些过程的机制。

因为，在大脑中，成瘾性药物是一种化学信号，它与神经递质类似，但在下面几个重要方面与神经递质有所不同。在亿万年的时间里，神经递质和大脑协同进化，和平共处，大脑完美地调节着神经递质。当神经递质水平较低时，大脑将合成神经递质，之后，神经递质安全地储存在囊泡中。当大脑需要这些神经递质时，它们才从特定的神经元中被释放出来。神经递质被释放并刺激受体后，通过分解、扩散或再摄取终止其功能。但另一方面，成瘾性药物被滥用进入大脑，影响了神经传递，但大脑没办法处理或终止其行为。大脑中的药物水平由药物使用者所控制，而不是由大脑中的合成酶、释放或再摄取过程所控制。药物不像神经递质那样很容易就被移除，因此药物的持续作用时间远远长于神经递质。药物诱导比神经递质产生的信号更强，而且持续时间更长。因此，这种药物能够压倒大脑自身的调节就不足为奇了。它们很像一个木马，能通过自然的过程进入大脑，但它们如果在大脑中，就会制造一场浩劫！

可卡因的作用

含多巴胺的神经元（或多巴胺能神经元）对成瘾的发生至关重要，特别是在人们使用类似可卡因这样的精神兴奋剂药物时。[2] 虽然不同的药物起效部位及效果不同，但都有可能引起多巴胺释放相同的效果。当多巴胺能神经元被激活时，会产生动作电位，电脉冲顺着轴突下行进入神经末梢，神经末梢就会释放多巴胺；然后，多巴胺在突触间隙扩散，刺激多巴胺受体，并从突触间隙通过多巴胺转运蛋白将多巴胺移除；之后，受体将多巴胺从突触空间转运到神经末梢。这是一个正常的过程。

而现在，可卡因参与了这个过程！可卡因阻止了多巴胺转运蛋白和多巴胺的摄取。[3] 由于可卡因阻断了多巴胺的移除，导致突触中多巴胺水平急剧上升，从而延长和增强了多巴胺传导的神经传递过程。大脑本身并没有可以终止可卡因活动的机制。虽然肝脏的代谢能够清除大脑和血液中的药物，但是大脑并不能吸收或分解药物，与神经传递几分之一秒的传输速度相比，肝脏的分解过程非常慢（有时需要几个小时）。因此，只要吸毒者持续使用药物，那么这种对多巴胺受体强烈和长期的刺激就会继续下去。在正常情况下，就算存在这种水平的刺激，其量也非常少，延长的、强烈的多巴胺受体刺激是成瘾过程的关键（见图 4-4 和图 4-5）。过量的多巴胺与增加的奖赏或动机有关。

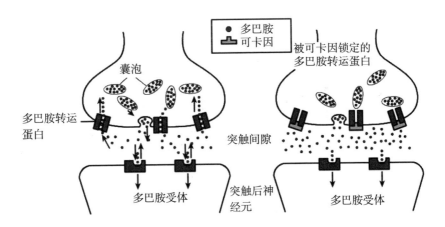

图 4-4　多巴胺神经末梢与可卡因

注：此图（有一部分与图 4-1 重复）左侧显示了神经传递的 3 个步骤：（1）从囊泡向突触间隙释放多巴胺；（2）与受体相互作用；（3）通过再摄取从突触移除多巴胺。注意，在图的右侧，可卡因破坏了这 3 个步骤，通过锁定多巴胺转运蛋白阻碍再摄取。这会导致多巴胺对于受体的水平增高，并增加信号。大脑无法去除可卡因，因此无法控制这个问题。

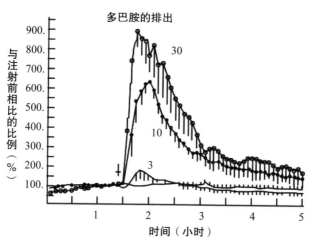

图 4-5　可卡因阻断多巴胺转运蛋白导致多巴胺水平急剧增加

　　注：可卡因阻断了多巴胺转运蛋白，导致脑内细胞外多巴胺水平急剧增加。横轴表示可卡因注射后的时间，大约在 1.5 小时（垂直箭头）以后；纵轴表示多巴胺在大脑纹状体区域内的水平，这个水平指的是多巴胺在可卡因注射前后的比率。数值最高的曲线表示按 30 毫克 / 千克注射可卡因，接下来分别按 10 毫克 / 千克、3 毫克 / 千克注射可卡因；最低的曲线没有注射可卡因来作为基线水平。人们注射 30 毫克 / 千克后，多巴胺水平上升了约 9 倍（控制水平的 900%）。这是图 4-4 中所表示的实验数据。这种实验的第一个实验数据，是由杰伊·贾斯蒂斯（Jay Justice）博士及其同事们完成的。

　　另一种扰乱正常神经传递的药物是吗啡（morphine），这是一种阿片（opioid or opiate）类药物。吗啡对大脑内的脑啡肽（enkephalins）和内啡肽（endorphins）神经递质受体产生刺激，而不会对神经递质的吸收、扩散或代谢起作用。相反，吗啡只会刺激受体。实际上，大多数药物都是通过刺激或抑制受体来起作用的。当药物使用者注射或口服吗啡，吗啡就会进入血液和大脑，刺激内啡肽和脑啡肽受体。但是，大脑无法像处理内啡肽或脑啡肽那样移除或终止吗啡的作用（由肽酶扩散和分解吗啡）。吗啡在体内代谢，但与自然的神经传递相比，代谢过程非常缓慢，所以药物极大地扰乱了神经传递的时间。吗啡（和其他阿片类药物）又一次在突触中很大程度地增强和延长了神经传递，这种增强和延长是不可能自然发生的。药物使用者所摄取的吗啡强占了大脑中的阿片类神经传递，这会让他们感觉良好，他们会根据自己的感受以及手头可用的药物来控制大脑中的药物水平。有趣的是，吗啡也可以通过一些神经回路从而增加多巴胺水平。

那么，这一切意味着什么？在大脑中，药物滥用和成瘾具有生理学基础，涉及特定脑区神经递质功能的显著变化。药物滥用和成瘾具有生理学基础，而不是神秘的或精神性的，所以这一问题不可能是道德上的重大问题，或仅仅是由于缺乏自我控制所造成的。强调这一点非常重要，因为用于治疗的药物通常也针对生理过程。因此，人们完全可以为吸毒者开发药物。事实上，目前人们为控制药物滥用而开发的许多有效药物已经投入使用。

药物进入大脑的速度：快就是好

药物进入大脑的速度似乎非常重要。药物进入血液中，并通过血液循环进入大脑。然而，药物仅仅到达大脑中并不是其发挥作用的唯一因素。人们已经证明，药物进入大脑的速度或速率非常重要。

一般来说，人们口服的药物会进入胃，然后被吸收进入血液，这样的药物传送方法相对较慢，而直接注射药物进入血液（静脉注射）的效果会远远快于口服。将毒品吸入肺部或吸烟的效果也很快，因为药物从肺吸收至血液的过程非常迅速。这种过程是有关联的，与进入速度慢些的药物相比，那些更快进入大脑的药物会产生更大的或更强烈的快感迸发，那些能产生更大快感迸发、让人感觉更兴奋的方法更容易成瘾。人们的这些猜测已经在动物[4]和人类实验中得到了验证。一项研究结果表明，[5]人们抽吸50毫克可卡因，可以产生不到1分钟的快感；但通过鼻吸取96毫克可卡因，在 5 分钟后甚至都不能产生等效的兴奋。了解这些，有助于我们理解成瘾的整个过程和那些潜在的药物，特别在使用一些具有类毒品性质的药物时，我们最好以缓慢的方式使其进入大脑，避免成瘾。

为什么药物进入大脑的速度很重要？我们再次认为，这是由大脑的结构、功能和进化所决定的。对于我们的生存来说，我们的感官（如听觉、嗅觉和视觉）显然至关重要。但是，对于我们的生存来说，这些对于声音、气味和物体的简单检测至关重要，其变化速率也非常重要。[6] 当音量突然改变或物体移动，这些都更容易引起我们的注意。换句话说，对于我们的意识而言，环境中的变化更容易被探测到。在喧闹的聚会上，我们会适应音乐和节拍。但是，如果有一种声音突然发生变化，例如播放一个新的唱片，或大声宣布什么消息，我们就会注意到。

如果我们在看风景，可能只有场景中的人或动物移动时才会引起我们的注意。我们都知道，使用伪装不容易被发现。因此，与变化缓慢或不变的场景相比，我们的感官更适合用来检测环境的变化。你很容易就能想到，感官的这个特点能帮助我们发现突然的威胁并采取行动，这使我们具有生存优势。感觉的变化更容易被我们发现，而且越快的变化越容易被人发现！

上面叙述的感官的特点也适用于人们服用药物，因为与速度更慢的变化相比，快速进入大脑的药物会让我们的感觉产生更大的变化。换句话说，当药物进入大脑的速度更快或速率更大时，就会让人产生更强的快感或兴奋感，这往往就是人们吸毒的原因。出于两种原因，药物可以更快地进入大脑并更快地被检测到：其一，某些物质的化学结构和溶解度使药物更容易进入大脑；其二，人类可以控制自己摄入药物的速率。吸食快克可卡因比口服可卡因更快地让药物进入大脑。人们将药物注射到血液中，这种方法使药物比口服或吸入更快地进入大脑。因此，使用吸食或注射方式获取的药物会产生更大的滥用或成瘾危险性。

在药物使用者选择和使用药物的方式中，大脑的功能和进化方式起到重要的作用。这就解释了为什么大脑失去了对受药物影响的化学信号的控制，以及大脑对成瘾具有天生的易感性。

可塑性——一个大问题

人们要记住的另外一件事是，大脑中的信号和信号通路并非是静态的。神经递质、受体、转运蛋白和其他蛋白质的水平可以随各种刺激而发生变化。换句话说，大脑的结构、生物化学和反应都具有灵活性。这种灵活性或大脑因受到刺激而发生变化的能力被称为可塑性，这一点非常重要。可塑性是人们学习和适应环境变化的基础，其中包括反复服用药物在内的多种方式，它们都能引起大脑的相应变化。人们想要发现和理解成瘾中可塑性的本质，这也是研究药物成瘾的核心目标。我们将在第 5 章中进一步描述药物的可塑性——"黑暗面的发展"。

▶ 小结

本章描述了大脑的化学神经传导这一基本过程及药物如何影响这一过程。药物可以通过直接或间接的方式发挥和神经递质同样的功能，如刺激受体或阻止某些功能，就像可卡因阻断多巴胺转运过程一样。当药物处于大脑内部时，大脑就不能像控制神经递质一样对药物进行控制。药物在大脑中发挥的作用更多的是由吸毒者在控制。这就是为什么药物基本上可以控制大脑的原因之一。我们在第 5 章中将看到，出于这种反常的特点，药物会在大脑中产生重大的影响。

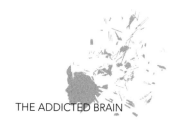

第5章　黑暗面的发展

> 提姆是一位伊拉克老兵，他在一次路边伏击中失去了双腿。他的大部分朋友都已经去世，并且自己已经使用药物多年。提姆被诊断患有创伤后应激障碍（Post-Traumatic Stress Disorder，PTSD），他使用多种药物，其中包括帮助自己放松和有助睡眠的酒精。让他苦恼的是，哪怕只是想睡一会儿，他也逐渐需要越来越多的药物来帮助入睡。这为他增加了很多麻烦和花销，寻找药物成了他生活中的主要活动。他开始担心自己已经上瘾了。

实际上，药物能够支配大脑，因为大脑对药物没有足够的防御能力，但成瘾则具有更多的含义。如果人们服用一次药物，它会影响大脑的功能，但那一定就是成瘾吗？并非如此，成瘾的发展几乎总是伴随着反复服药，这并不是说一次服药的经验不够深刻。事实上，吸毒者说过这样的话："第一次吸食海洛因时，我就知道，这种感觉对我来说很特别。有了海洛因，我可以做任何事，可以搞定所有事情。"事实上，有时吸毒者尝试再次体验第一次吸毒时的那种快感，也一直在追寻自己也许不可能再次充分体验的那种感受。但是，他们会不断尝试，这种尝试经常伴随着灾难性的后果。

在尼克·雷丁（Nick Reding）所著的《毒品陷阱》（Methland）一书中，他给出了令人信服的有关成瘾的灾难性状况的描述。他描述了人们因为使用甲基苯丙胺（methamphetamine）这种高度成瘾性药物（也称为曲柄或冰毒），这真正掌控了美国一个中西部贫困城镇的经济和社会结构。有时，人们会直接赠送毒品让其他人尝试；然后，使用毒品的人就会返回购买大量毒品。人们可以预料接下来的发展，毒品使用者把自己的健康状况、人际关系和工作搞得一团糟。有些人出于省钱或赚钱的目的，开始自制或"烧制"甲基苯丙胺。不幸的是，这是一个危险的工作，烧制容器可能会爆炸。许多成瘾者会受伤，他们由于烧伤留下了严重疤痕或手指被炸掉，并学会用手拿着毒品、点火和吸毒。药物依赖会以令人难以置信的力量牢牢控制住吸毒者。

人们会产生吸毒的冲动，这是一件奇怪的事。有时，人们仅仅渴望获得药物的冲动比想从中获得的快感更强烈。吸毒者说使用药物会使自己产生欣快感，但对大多数人来说，这感觉并不是唯一的。可卡因并不总能让瘾君子们得到快感，但他们仍然不能停止吸毒。[1]最初，他们觉得获得快感比什么都好；但几个月后，即使不再有快感，他们在被吸毒扰乱生活的情况下依然想获得药物。成瘾状态可能更多的是一种强迫或驱动，而不是一种快感。从第一次简单地选择服用毒品到最终成为强迫性毒品的使用者，他们的大脑发生了很多变化。

乔治·科布（George Koob）是一位神经精神药理学家，他主要研究成瘾性药物给大脑带来的变化，并将其称为成瘾的"黑暗面"。他指出，随着药物的持续使用，奖赏系统会出现缺陷，大脑的压力系统将变得敏感。这表明，随着药物使用的增多，奖赏或良好的感觉会减少，压力反应则变强。此外，他还指出了参与这一过程的神经通路和神经递质，这将促使人们未来对此进行很多研究。他的研究也被许多研究人员进一步探索和拓展。

大脑中的恶魔——成瘾和戒断

成瘾的大脑就像大脑中有个渴望毒品的恶魔。人们重复使用药物会导致大脑成瘾，而大脑中还有一个重要的恶魔叫作戒断。戒断是指当一个人停止使用药物后，出现与使用药物感觉相反的症状。例如，可卡因的作用是令人精神兴奋，而戒断可卡因的症状是使人抑郁。除了使成瘾者感到糟糕外，戒断是药物滥用复发的动力，因为服用更多的药物可以缓解戒断症状，成瘾者对戒断症状的恐惧可能也是治疗成瘾的障碍。所以，戒断也是我们一直在研究的一个复杂问题的重要部分。那么，戒断反应是如何发生的，我们如何理解它？

将成瘾和戒断看作一个跷跷板，这是一种比较简单的理解方式（见图5-1）。假设某人机能正常，与成瘾性药物没有瓜葛。这种正常的状态可以用水平的或平衡且两边不接触地面的跷跷板来表示。但是，当这个人反复摄入药物，他的大脑便受到化学信号变化的冲击，进入一种新的状态——（由药品）压下跷跷板的一边，大脑发生改变并具有可塑性。[2] 当药物把跷跷板压向下方，大脑开始进行补偿，相反方向的跷跷板就会抬起以保持平衡。如果在足够长的时间里摄入足量的药物，就会导致大脑产生累积的代偿性改变，这就是成瘾。如果停止用药，大脑的抗衡性努力便没了对手，跷跷板就在另一边被抬上抬下。这就是吸毒者体验到的不愉快的感觉或戒断的生理症状。人们对于一些物质，如酒精的戒断反应可能非常严重，甚至会危及生命。戒断反应会干扰成瘾者的日常工作，促使他们做很多事，甚至做出危险的事或破坏性的犯罪，以获得更多的药物。但是，如果成瘾者成功地远离毒品足够长的时间，大脑会重新调整，这种虚拟的跷跷板最终会回到平衡状态，大脑也就重新回到原来的正常状态，至少在理论上应该是这样。但现实里，一旦你被毒品所诱惑，就很难远离它。

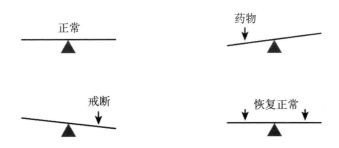

图 5-1　药物改变大脑的正常平衡

注：这种平衡的跷跷板表示在无药物影响下的脑内神经化学状态（例如，大脑暴露于药物之前）。使用药物打乱了大脑中化学物质的平衡，产生与药物使用相关的影响。象征药物压下跷跷板的一边，大脑便向反方向用力，努力想恢复平衡。如果药物被移除，跷跷板也会出现不平衡，大脑的神经化学状态被推向相反的方向（戒断）。移除药物会导致戒断症状，这些戒断症状与药物起到的作用相反。戒断症状会一直持续到大脑逐渐适应，再次出现大脑的正常状态。

　　然而，让我们考虑一下。我们知道，反复使用药物会导致大脑的改变，而停止用药会导致不愉快的戒断状态出现。根据使用的药物不同，药物依赖者的戒断症状可能表现得非常剧烈。例如，酒精的戒断症状包括不安、烦躁、渴望获得更多的酒精、失眠、出汗、腹泻、心跳加速、血压升高甚至癫痫发作等。另一方面，咖啡因只是一种轻微的兴奋剂，对其戒断会感到疲劳、嗜睡和头痛。而对于某些药物，戒断可能会产生明显的幻觉。在某监狱中有一名冰毒上瘾者，他确信自己胳膊上的一条静脉是金属带，并花了几个小时试图用手指甲把它挖出来。人们在生理和行为上产生的巨大歪曲感，表明了药物在大脑中发挥的力量。

必须越来越多

成瘾的特征之一是人们对成瘾物质的耐受性。这意味着，随着时间的推移，人们需要越来越多的药物才能获得相同的效果，或者说相同的剂量只能带来更小的反应。如果人们最初吃一片药片就感到兴奋，那么继续使用的话，可能需要 3 倍的药物才能得到类似程度的兴奋。因此，成瘾不仅强迫人们继续使用药物，而且在许多情况下迫使成瘾者使用越来越多的药物，以获得相同的效果。耐受性的基础部分是由于突触传递分子的变化。人类对许多药物都会产生耐受性。人们对某些药物出现耐受性的部分原因是肝脏已经适应了药物，并且代谢速度更快。然而，人们想要解释耐受性，需要了解大脑发生的其他变化。弗吉尼亚联邦大学（Virginia Commonwealth University）教授比尔·杜威（Bill Dewey）博士和其他学者一起描述了在不同组织中存在有关耐受性的多种不同机制。一种更合适的讨论是，药物不仅仅只有一种耐受性，还有许多不同类型的耐受性。

对于兴奋剂（如可卡因或安非他明）来说，人们可能会产生反向耐受或过敏反应。在有关动物的研究中，人们发现使用相同剂量的药物会产生更大的反应，而不是产生更小的反应。这种耐受和过敏反应都是大脑在重复摄取药物时所产生的适应[3]。

定义

大脑里发生了什么

大脑是行为的器官，如果我们有使用强迫性药物的习惯，那么，这种强迫性是基于大脑的。我们从第 4 章中知道，滥用药物会改变大脑内的化学信号，而本章探讨了化学信号如何改变基因和蛋白质的表达。我们直接测量了大脑中的基因表达，知道药物实际上会导致这样的变化。

我们身体中的每个细胞，包括大脑中的神经元，都有一个包含染色体的细胞核。每个染色体中有许多基因，这些染色体是由脱氧核糖核酸（deoxyribonucleic acid，DNA）的片段（见图 5-2 和图 5-3）构成，基因是编码特定蛋白质的单位。我们身体中的蛋白质会产生如头发的颜色、特定的嗓音这种明显的特征。

脱氧核糖核酸————————▶信使核糖核酸————————▶蛋白质

图 5-2　我们基因中的 DNA 编码成为特定的蛋白质

注：这个简图表示了染色体最重要的一部分。本图表明，DNA 是包含在染色体中基因的材料，是信使核糖核酸（mRNA）的生成模板。反过来，mRNA 是合成蛋白质的模板。DNA 结构的变化导致基因突变（见图 5-3），使蛋白质发生改变，这种改变可能是功能性的，也可能不是。我们身体中的蛋白质最终在如何看、如何行动方面起作用，而在图示中并没有将如何调节基因活动方面的内容表示出来。有一种被称为转录因子的特殊蛋白质，它能与 DNA 结合并调节 mRNA 和其产生的蛋白质水平。神经递质可以调节转录因子的活性。因此，药物可以改变基因的表达和最终的蛋白质水平。

定义

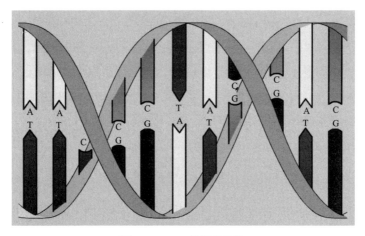

图 5-3 DNA 的螺旋结构

注：DNA 分子是由两个相似的互补链结合在一起组成的。这个互补链的形状像一个旋转的梯子（螺旋），里面的阶梯则是由特殊化学成分或碱基组成的遗传密码。碱基的名称缩写为 A、T、C 和 G。基因是一段最终会形成蛋白质的 DNA 长度，其中碱基互补配对意味着，G 和 C 总是配对，A 和 T 总是配对。每组三个碱基构成一个密码子，并编码成为特定的氨基酸。因此，我们身体中的所有蛋白质都是由基因密码子所指定的。当基因发生突变时，其中一个碱基会被改变。例如，G 变成了 C，这改变了由一个氨基酸所构成的蛋白质，但在某些情况下，这种改变可能关系重大。

但是，大多数基因及其蛋白质所起到的作用更为微妙，不会产生明显的或可见的性状特征。蛋白质将通过几种不同的方式来帮助大脑执行功能：促进大脑某些区域的化学神经递质功能，改变某些区域突触的数量，改变能量代谢。这些方式的关键在于蛋白质决定了大脑（和个体）

的功能及其水平。蛋白质水平发生变化的主要原因是基因活动或基因表达的改变。最终，基因表达的改变在某种程度上产生了某些影响。正如我们所说的，滥用药物会导致基因表达的改变，最终导致产生一种行为状态，即药物使用者渴望寻找和使用更多的药物。

分子完成的过程

人们想要了解强迫性使用药物，可以从突触和突触后神经元开始了解（参考见第 4 章图 4-1 和图 4-4）。当吸毒导致神经传递发生变化，无论这种神经传递是增加还是减少，其基因表达都可能会被改变。如前所述，神经传递涉及信号转导，信号转导则是受体受到刺激后，神经元内部的生物化学通道所发生的变化。这个过程中的一个重要特征是通过细胞内信号传递，激活转录因子（参见图 5-4）。

转录因子是一种蛋白质，它与基因中被称作启动子的部分相互作用，控制是否进行基因表达，并制造蛋白质（参见图 5-4）。我们不断增加对转录因子及其如何与基因相互作用的理解。你可以这样理解：转录因子就像旋转门的把手（类似于基因的启动子部分），旋转它，门就会打开，这就像基因表达增加了一样。一个有趣的发现是，当重复使用可卡因时，神经元中会逐步出现一些转录因子。例如，埃里克·内斯特（Eric Nestler）博士及其同事们发现，被称作 Δ Fos-B 的转录因子水平会随着每次注射可卡因剂量的增加而逐渐增加，并且其改变基因表达的能力也越来越强。

定义

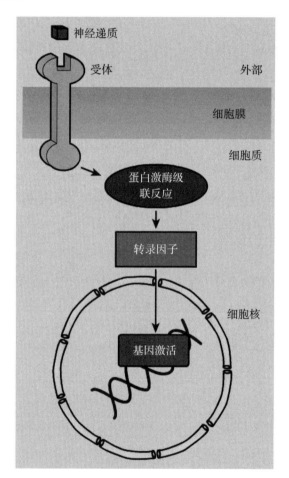

神经递质

受体

外部

细胞膜

细胞质

蛋白激酶级
联反应

转录因子

细胞核

基因激活

图 5-4　药物通过信号转导来改变基因表达

注：该图是一个信号转导复杂过程的示例图，它显示了神经元的一部分，其中包含一个嵌入细胞膜中的受体。神经细胞体的中心附近有细胞核，细胞核包含DNA/染色体的双螺旋结构。染色体所包含的基因可以在任何给定的时刻被激活。神经元顶端是一个跨膜受体，受体顶端有一个入口。跨膜受体即将与一个神经递质结合。当神经递质与受体结合时，受体改变形状并激活细胞内一系列被称为级

定义

联的过程，级联的过程有一系列相关步骤。级联激活也被称为转录因子的其他蛋白质或调节基因表达。换句话说，被激活的转录因子可以打开或关闭染色体中基因的表达。由于药物可以极大地改变神经递质的活动，药物可以通过这种机制很大程度地改变基因的表达。此外，信号转导可以产生表观遗传改变，其中包括DNA复制的改变。基因表达的改变也会改变细胞的生化组成，从而改变细胞的功能。

人们对药物如何改变大脑得出的理解是在过去几十年里的一个主要成就。当前研究的目的是找出引起药物成瘾最重要的基因和大脑区域。

另一方面，药物也会使大脑产生其他变化。其中一种是磷酸化，如转录因子的磷酸化就是在各种蛋白质中加入磷酸盐，从而增加其活性。这些变化会对药物的作用陈述产生非常重要的影响，但长期的变化通常与基因表达变化相关。

表观遗传变异

制造蛋白质时出现的变化几乎都是因为基因表达出现了变化。[4] 到目前为止，我们已经讨论了转录因子能够改变基因的表达，但最近几年，我们又发现了另一种改变基因表达的方式。这种方式涉及表观遗传学（见下面的内容"表观遗传学：一种改变大脑的途径"）。当环境（例如药物）因素以持久的方式对我们的基因产生影响时，一些基因的活化程度就会消失或增强，使表观遗传发生改变。这种活性程度的变化是由于DNA本身发生了化学改变，或通过改变一种叫作组蛋白的蛋白质，这种组蛋白进入基因来进行控制。表观遗传学的发现解释了基因完全相同但经历不同的个体可以表达出不同的蛋白质，从而导致个体各不相同。基因相同的双胞胎并非在所有方面都相同。此外，表观遗传学为吸毒会影响基因表达的其他方式提供了解释。

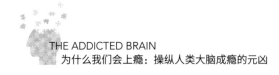

> **定义**
>
> ## 表观遗传学：改变大脑的一种途径
>
> 表观遗传改变会导致基因表达的改变，但它并不涉及 DNA 的化学碱基序列改变所导致的基因突变（见图 5-3）。相反，它涉及对 DNA 或 DNA 周围的蛋白质进行化学修饰，从而改变基因表达。当成瘾性药物进入大脑时，它们会改变脑内的神经化学递质（见图 5-3），使其发生表观变化，影响基因的表达，从而改变大脑的生化组成（见图 5-5）。
>
>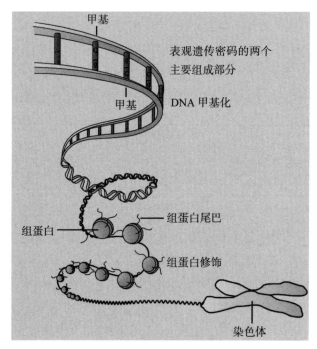
>
> **图 5-5　DNA 双螺旋模型**
>
> 此图的底部附近，表现了染色体的解体和 DNA 是如何储存在染色

> ### 定义
>
> 体内的。包含我们基因的 DNA 被组蛋白所围绕，组蛋白则在细胞微小的核中为 DNA 提供有效的存储。靠近顶部是标准的 DNA 双螺旋模型。表观遗传修饰包括两个主要机制：一个是 DNA 甲基化，它可以改变其制造蛋白质的能力；另一个是组蛋白修饰，它可以改变进入 DNA 和转译成蛋白质的方式。这两个程序都会受到药物的影响。
>
> 　　除了生理机制方面，在很多情况下，使用药物可以对大脑的生化结构造成明显影响。这是成瘾在分子层面上的核心。

有关尸检的发现

　　人们对已经死亡的吸毒者的大脑进行分析（简称"尸检研究"），[5] 结果表明，大脑的许多生化物质水平已经发生改变。目前，人们还不清楚哪些化学成分和大脑区域对药物成瘾来说最重要，但也从中得到了很多重要的线索。许多化学物质和神经元（相对于单一神经元中的某种化学物质）会参与到成瘾过程中，并发生相应变化。所以，虽然我们不了解有关成瘾的所有情况，但我们至少已经开始了解了。

　　我们已经在包括人类在内的几个物种中进行过尸检研究。总体来说，研究结果表明，许多神经形态性的改变会导致神经元功能显著受损。使用药物会改变受体和蛋白，其中包括多巴胺 D2 受体、谷氨酸受体、信号转导蛋白、参与能量代谢的蛋白、参与细胞结构的蛋白等。[6] 蛋白质是由氨基酸链组成的大分子，其在细胞中有许多用途，包括形成受体或转运蛋白。但是，不同的药物种类会影响蛋白质到底发生怎样的变化。人们通过这种生化分析来研究大脑产生的多种变化，这种方法比成像方法更容易，也更经济。使用成像方法通常一次只关注一种生物化学成分，如多巴胺受体。

虽然研究药物对人类大脑的影响是一种解决问题的直接方法，但这种研究存在局限性。其中一个问题就是大多数吸毒者使用多种毒品，所以我们不知道是哪种药物产生了某种影响。此外，吸毒者通常照顾不好自己的健康状况，也许是因为其健康状况不佳造成了这种影响，而不一定是因为药物导致大脑发生了变化。还有一个问题是，许多吸毒者同时患有精神障碍，也许是因为精神障碍导致大脑发生了变化。因此，有关药物使用者的研究必须解决这些问题。人们通过选择一个没有使用药物但却有相似问题的对照组，可以尽可能地解决这个问题。出于以上原因以及另外一些原因，使用动物进行研究可以有所帮助。因为与使用人类被试相比，人们使用动物开展研究可以控制更多的因素，如生命全程的营养和药物使用。

药物使用改变了大脑的活动

鉴于药物会改变大脑的生化组成，药物能改变大脑的电活动模式和代谢活动模式也就不足为奇了。琳达·波里诺（Linda Porrino）博士及其同事进行的研究清楚地证明了这一点，他们给了猴子一些初始剂量的可卡因以及多次剂量的可卡因（慢性）后，分析了猴子的葡萄糖利用。葡萄糖利用之所以与大脑的功能相关，是因为大脑中使用葡萄糖更多的区域会更活跃，并且需要更多的能量。如图 5-6 所示的脑片中，较暗的区域是葡萄糖利用水平较高的区域。值得注意的是，与只有一次药物使用经验的动物脑片相比，长期使用可卡因的动物脑片中高水平葡萄糖利用的面积扩大了（见图 5-6）。这就好像药物逐渐占领了越来越多的大脑区域，使其影响蔓延开。如图 5-6 所示只有一张脑部图片，但研究结果表明，大脑中许多对药物产生反应的区域都表现出葡萄糖利用面积的扩大。这是一个有关药物对大脑以及最终对行为产生效力和影响的很好说明。

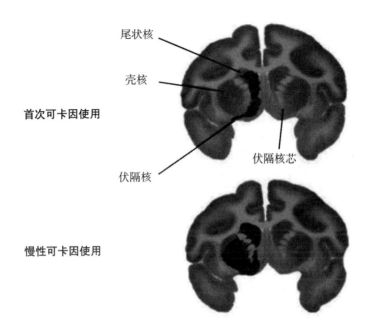

图 5-6　使用药物的量越多，大脑产生的变化就越多

注：脑片中较深的颜色表示葡萄糖利用水平较高的区域。在慢性可卡因给药后，大脑的葡萄糖利用（或能量消耗）在特定区域（确定）增加。在药物成瘾中，尾状核、壳核、伏隔核、伏隔核芯这些脑区非常重要。

▶小结

　　人们在重复使用药物后会出现成瘾症状。这是因为人们长期使用药物改变了化学神经递质和细胞的信号转导，进一步通过改变基因表达和蛋白质而改变大脑。随着药物的持续使用，药物开始影响大脑中越来越多的区域。当药物不再存在时，已经被改变的大脑处于失衡状态，就会出现戒断症状。反复使用药物也会产生耐受和过敏反应的适应性变化。

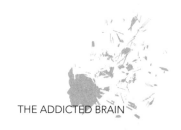

第6章 药物为什么如此强大

阿尔拉和家族的其他成员一样，是一个聪明、迷人、成功的人。她在很多活动中都很受欢迎，并且是个领导者。正如你所预料的那样，她对自己的能力充满信心，觉得自己的任何尝试都能获得成功。但是，她有一个令自己非常烦恼的秘密。她已经服用阿片类药物好几个月了，一开始，她只是为了治疗牙齿根管的疼痛。但后来，她开始渴望获得那种服药后的兴奋和愉悦状态，并且发现自己真的很想停止用药，但她最多坚持几周又会重新开始使用药物，甚至让这种状况变得更糟。她开始担心自己可能需要帮助才能停止用药，但她真的不想承认这点，因为这似乎是一种失败。她不敢相信自己用药的冲动是如此地强烈。

药物为什么如此强大，以至于让一些人在某种程度上失去了对自己行为的控制？人们可能会变成反社会人格的人或骗子，并伤害自己所爱的人，而这些都出于他们寻找和使用药物的冲动。当然，这些并不会发生在每个尝试毒品的人身上，但也会发生在很多人身上，以至于最终成为一个国家层面的问题。请注意，我们在这里不是讨论为什么药物会引起成瘾，而是讨论为什么成瘾本身如此强大。这是一个我们尚未完全清楚的重要问题，但我们应该对此有所了解。

药物之所以如此强大的原因之一，我们已经在第 4 章中有所描述。药物进入大脑，并控制了神经的化学传递过程，而大脑自身却没有任何方法去对抗这种控制。因此，药物可以"胁迫大脑"，并超越自然的运作过程。但是，我们认为药物之所以如此强大还有其他原因。本章中还有一些有关药物力量的假设，以及介绍一些有助于我们生存和生活的特定神经通路和大脑区域的相关知识，含有多巴胺的神经通路就是其中一个很好的例子。

经过数百万年的进化，大脑中形成了中脑边缘的多巴胺系统，这是药物在大脑中产生影响的重要基础。为什么会出现这种情况，多巴胺到底是怎么回事？在过去几年中，虽然有些问题尚未完全解决，但人们对这些问题的回答已经有了很大进展。早期的观点是，多巴胺的释放就像打开了一个开关，它会告诉你什么时候感觉良好、什么时候应该重复这种获得快感的行为。换句话说，多巴胺是奖赏性的。当我们享用一顿美餐或做爱时，它会使我们感觉良好。多巴胺也具有强化性，它驱使我们去重复某些行为，如进食和性行为。这些不仅对个体的生存非常重要，而且对物种的生存也具有重要意义。

多巴胺和食物

有大量证据表明，多巴胺能与人类基础性的重要行为有关，如食物和交配。[1] 如图 6-1 表示了人类的大脑和包含多巴胺能神经元的神经通路。

不幸的是，这些源自历史发现和拉丁语的解剖区域的名称有点晦涩难懂。但几十年的科学研究表明，这些含多巴胺的神经元参与了与进食和性行为相关的多种机制。

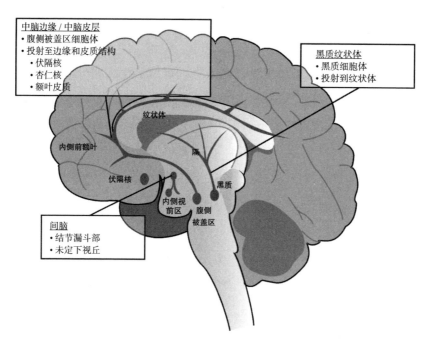

图 6-1　脑内多巴胺（DA）系统

注：三大系统对性唤起和欲望起作用，其中包括中脑边缘和中脑皮层多巴胺系统。该系统内含多巴胺的细胞体分别存在于含有神经终端的伏隔核（以及其他边缘地区）、内侧前额叶皮质和腹侧被盖区中。其他图示中显示的多巴胺系统包括间脑系统和黑质纹状体系统。多巴胺的结节漏斗系统控制垂体前叶激素释放。这些系统控制与性和喂食刺激相关的注意和动机，也参与心境和情绪的调节，并对注意力、动机、奖励和强化以及可卡因的活动发挥作用。

一些实验结果也对此研究提供支持。食物摄取与伏隔核释放多巴胺有关，这是大脑参与成瘾的部位之一。例如，暴食者大脑髓液中的多巴胺代谢——反映突触中多巴胺的使用数量——表明其多巴胺能神经元活性降低。另一种更复杂的证据来自分子生物学和遗传学。前面已经讨论过，多巴胺转运蛋白对正常的多巴胺能神经传递来说非常重要。像许多蛋白质一样，转运蛋白基因也会自然发生变异，这些基因是由不同的个体遗传的。多巴胺转运体的一种分子变异经常会出现在狂欢的人群中，这提示我们多巴胺系统与暴饮暴食之间的联系（详见下面的内容"多巴胺转运体与暴饮暴食存在关联"）。在动物中进行的其他研究工作表明强迫性进食与多巴胺有关，[2] 在人类和动物的肥胖群体中都存在多巴胺 D2 受体减少的情况。

定义

多巴胺转运体与暴饮暴食存在关联

基因是决定我们身体特征的遗传单位。此外，基因会发生突变，如你所知，一些基因突变是不友好的，它会导致疾病；而另外一些基因突变只有中等程度或微弱的影响。我们染色体中基因的集合被称为基因组，因为我们从父母那里继承基因的方式使我们每个人都有独特的基因组，当然，我们也和家族成员共享基因组的许多特征。

基因突变导致基因组中的一部分基因重排、缺失甚至重复。有种重复的基因被称为可变数目串联重复序列（variable number tandem repeat，VNTR），这意味着不同的个体可能会有不同或可变数量的基因重复。换句话说，我可能拥有 9 个多巴胺转运蛋白基因副本，它们一个挨着一个排成一排（这就是串联），而你可能拥有 10 个副本。在下面的图 6-2 中，你可以看到一个基因的 4 个不同串联重复序列（由细长的矩形表示），这个基因分别被重复 6 次、4 次、3 次或 5 次。

定义

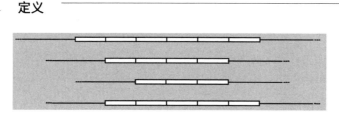

图 6-2 可变数目串联重复序列

基因的重复次数很重要，因为这会影响基因的表达方式，进而影响人类健康。换句话说，基因重复 9 遍的人可能比基因重复 10 遍的人更容易出现健康问题。另外，可变数目串联重复序列可作为遗传标记来进行遗传模式研究，所以基因的重复次数也很重要。

一个对暴食症患者进行的研究结果表明，数量较小的串联重复序列在暴食症样本中的出现率更高。因此，转运基因的修饰对我们的饮食有显著的影响，可以推测，其对药物使用行为也存在显著的影响。

关于饮食和药物使用之间的相互作用，肯·卡尔（Ken Carr）、玛丽莲·卡罗尔（Marilyn Carroll）、戴维·戈雷利克（David Gorelick）等人在对动物和人类研究中均发现，如果对摄取热量有所限制（也就是节食）会导致其更大的药物摄入量。[3] 例如，在人类中，节食可以使被试通过抽烟获得的尼古丁使用量出现小幅度的增加。

多巴胺与性行为

我们早就已经知道，多巴胺和性行为之间存在联系。例如，在实验中，人们向雄鼠的下丘脑中注射与多巴胺相关的药物，会影响雄鼠和雌鼠的互动以及雄鼠的射精次数。另一个实验研究了性活动与伏隔核中多巴胺之间的关系。众所周知，伏隔核是与药物使用相关的脑区。图 6-3 中的最左边显示了在实验过程的前 20 分钟里，笼子里一只没有受到药物干扰的雄鼠脑中的多巴胺水平。把雄鼠移到实验笼子中时，其脑内的多巴胺水平略有上升；而把一只可接近的雌鼠也放进笼子中时，雄鼠脑内的多巴胺水平又有了略微的上升。在交配期，雄鼠脑内的多巴胺的水平会有明显提高（图中表现为雄鼠和雌鼠一起交配，大约持续了 90~120 分钟）；把雌鼠移出，雄鼠脑内的多巴胺水平会下降。因为在使用药物时，雄鼠脑内的多巴胺水平在相同的大脑区域会上升（例如，参考见第 4 章图 4-5）。在某种意义上，大脑对毒品和性行为的反应是相同的，药物产生的力量和性行为一样强大。一些吸毒者报告说，自己服用某种药物的兴奋就像全身性高潮一样。这一研究结果相当惊人吧（参考见图 4-5）！

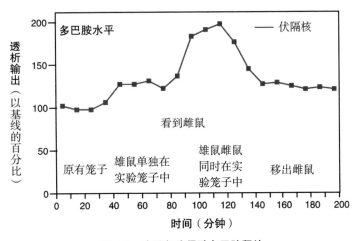

图 6-3　交配行为导致多巴胺释放

注：多巴胺水平（神经元释放多巴胺的测量）用纵轴的"透析输出"表示。当雄鼠被放置在到新的实验笼子中时，其脑内的多巴胺水平升高；当雄鼠看到雌鼠时，其

脑内的多巴胺水平再次升高。随后的交配导致雄鼠脑内的多巴胺大量释放，多巴胺含量迅速增加。雌鼠被移出后，雄鼠脑内的多巴胺水平恢复正常。当给老鼠脑部注射可卡因后，多巴胺水平会有类似的提升（参见图4-5）。从大脑的视角来说，神经元接收多巴胺，而大脑并不知道这些多巴胺是来自可卡因还是来自交配行为。

在一个以人类被试为对象进行的研究中，那些刚刚坠入爱河的被试的腹侧被盖区会出现激活，这属于中脑边缘多巴胺系统的一部分。在对男性性高潮的研究中，腹侧被盖区是其中一个被激活的区域。[4] 在一篇题为《激情的前奏："看不见的"药品和性线索能够激活边缘系统》（*Prelude to passion：limbic activation by "unseen"*）的文章中，宾夕法尼亚大学的安娜·罗斯·奇尔德里斯（Anna Rose Childress）博士、查尔斯·奥布赖恩（Charles O' Brien）和其他人发现，被试如果在无意识中接收到有关药品和性的线索，就会出现边缘系统的激活。[5] 大脑可以接收到我们意识之外的短暂信号，这些被称为"看不见的"线索。该研究表明，大脑的奖赏回路会回应这些看不见的线索。这为我们展示了大脑另一个有趣的特点——对药物和其他刺激的易感性。

最重要的一点是，多巴胺和多巴胺能区域的激活升高与强有力的渴求有关，如对伴侣的性冲动，这是物种生存的关键。多巴胺的增加与一些感觉良好的、你想反复做的事有关。

多巴胺和生存

鉴于上面所讨论的，我们就能非常合理地做出以下假设：中脑边缘多巴胺系统对生存来说至关重要，它是个体和物种"生存途径"的一部分。如果没有这些途径，也许我们的物种将无法生存。事实上，当将转基因老鼠的大脑设定为没有多巴胺时，这些生来就没有多巴胺的动物出生后，它们不会移动或正常进食，并且出生四周左右就会死亡。[6] 如果大脑中的生存途径对行为的影响比其他途径更有力，并且药物是嵌入这些途径后发挥作用的，那么药物在控制我们的行为时也会更加有力。因此，药物之所以强大，至少部分是因为其通过强大的大脑回路发挥作用。尽管这是一个假设，人们对"强大"这个词的含义存在争议，但这似乎的确是一个合理的观点。

如果这个假设成立，那么我们也能用其解释其他一些令人费解的问题。一方面，如果吸毒是件坏事（这点非常明显），那么为什么进化没有将其淘汰？根据生存假设，吸毒之所以没有被淘汰，根本原因应当与像饮食和交配这样的基本生存机制相关。成瘾牢牢地抓住了自然的奖赏机制，基因突变使得个体对成瘾不那么敏感，这些都会对个体的生存产生消极的影响。

人们可以对某些观点进行争辩。对于个体和物种的生存来说，大脑所有部分及其功能都像中脑边缘多巴胺系统一样至关重要，但这似乎不符合事实。当涉及物种生存时，性是一个主要因素。对于个人生存来说，似乎有很多影响因素，但食物绝对是其中一个主要因素。对个体生存来说，丧失运动能力、感觉探测能力、聚焦能力的影响非常大；我们也可以认为，这些都是人们定位和获得食物的手段。此外，人们能在损失这些功能的情况下生存。无论如何，除了中脑边缘多巴胺系统外，大脑还有许多重要的部分，它们和神经通路中更多的神经元相互连接，构成了大脑最重要的基本生存功能。

并不仅仅有多巴胺

对于所有的药物来说，这种认为多巴胺及其神经元是唯一的有力参与者的想法并不准确。多巴胺是阿片类药物和兴奋剂的主要参与者，如可卡因和安非他明。但我们还有其他神经元（如神经通路和神经递质的部分）没有提到或探讨。[7] 例如，彼得·卡利玛（Peter Kalivas）及其同事还有其他研究者已经证明，从前额叶皮质到伏隔核芯的神经通路在寻求可卡因的过程中会在分子水平上发生变化，这一神经通路的神经递质是谷氨酸。[8] 药物不仅会对特定神经递质产生影响，也会对特定的神经通路、大脑区域及其功能产生重要影响。多巴胺被用作一个提出观点的例子，即药物会攻击大脑中特定的功能路径，至少其部分原因是药物自身的力量。

但是，人们要考虑到其他药物非常有意思，因为有时药物可能会与伏隔核中的多巴胺、含多巴胺的神经通路相互连接共同起作用。如果使用尼古丁自主给药模式，其作用很像乙酰胆碱，它会作用于乙酰胆碱受体，也会导致伏隔核中多巴胺释放增加，伏隔核就是该药物的奖赏区域。因此，中脑边缘多巴胺通路与尼古丁/吸烟有关，虽然直接产生影响的神经递质是乙酰胆碱，而非多巴胺。但是，尼古丁可能使用了额外的机制和途径。[9] 虽然多巴胺与多种药物的成瘾作用有关，但现在认为，并不是所有药物最终都与多巴胺有关。

多巴胺的作用是什么

这是科学家们一直在苦苦求索的问题。人们认为，多巴胺与快感或奖赏有关，事实的确如此。以人类的脑成像研究为例，药物之所以产生快感与较高的多巴胺水平相关。[10] 但多巴胺不仅只让人们获得快乐，吸毒者也并非一直持续快乐的状态。动物研究表明，它们在感到害怕时多巴胺水平也会增加。[11] 所以，有关多巴胺的作用的概念也在与时俱进。

最近的观点是，多巴胺给我们发出信号，或者在告诉我们什么是明显的信号，这些都与动机相关。[12] 多巴胺不但在提醒我们有关食物和性的有效性，也在唤起我们感受到的危险和痛苦。根据这一思想，多巴胺可以被看作和味觉或听觉一样，是一种对显著特征敏感的警示行为。从这点来看，吸毒者并不是单纯地追求快感，他们已经发现和在报告成瘾者存在快感的缺失。

▶ 小结

　　药物成瘾显然是一种强大的大脑紊乱，因为成瘾者尽管存在痛苦，并因此造成消极的后果，但它依然会促使我们做出某些行为。药物之所以如此强大，部分原因是由于大脑没有控制其水平的机制，因此药物的作用可以压过大脑。但也存在一种可能，药物作用非常强大，以至于它能到达大脑的大部分区域。

　　例如，可卡因通过在突触中阻断多巴胺转运蛋白来阻止多巴胺的移除，从而增加了多巴胺能的神经传递。这个过程一般会发生在多巴胺能神经元（中脑神经元）中，涉及饮食、性和其他重要的生命维持过程的神经通路。因此，反复使用可卡因会对多巴胺系统造成持续的"攻击"；随着时间的推移，还会导致那些与生死攸关的行为相关的大脑系统的调整和适应。然而，这些系统即使被药物改变，但仍然能以一种被改变的和不正常的方式深刻地影响我们的行为。多巴胺不仅与快乐有关，也与警觉和动机有关。不同的是，人们现在渴求的对象变成了可卡因（或其他药物），而不是那些自然的奖赏。从这个角度看，成瘾是一种动机失调或疾病。其他神经递质（如谷氨酸和乙酰胆碱）也与药物成瘾有关。

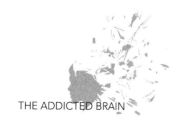

第7章 大脑发生长期改变

> "在我开始吸毒之前，我的生活一切都很出色，从来没有像这样挂断
> 过电话。不管我怎么努力，似乎都无法克服对毒品的需要。我已经远离
> 这些东西好几个星期了，但似乎并没有什么区别。我回不去了。"

为什么成瘾会持续这么久？只是因为药物在大脑中发挥强有力的作
用，并不意味着其作用会持续很长时间。但事实上，药物的确是这样的。
我们如何研究这个问题？

研究药物使用者的大脑

脑成像是一个非常强大的工具，它使我们得以看到颅内和大脑（见
图 7-2），并测量与神经递质和药物相关的各种数值。我们通过各种各样
的成像，可以了解人体的不同方面。正电子发射断层扫描（PET）[1]可以
测量大脑一定区域内的某些蛋白质（如受体）及其活动水平，以及葡萄糖
代谢（见图 7-1）。

定义

正电子发射断层扫描（PET）

正电子发射断层扫描是一种成像技术，它会产生某种放射性物质并绘制出体内分布的三维图像。例如，如果某物质优先与某些受体结合，那么放射性物质的分布就能表示出受体的分布和数量。如果放射性物质能反映出新陈代谢的水平，那么放射性物质的分布就能表示出高度代谢或功能的区域。PET 是当今最重要的研究工具之一，人们使用 PET 可以研究体内重要的分子和及其过程，同时不会对身体组织造成伤害。PET 还可以与其他（如 CT 和磁共振成像）强大的成像技术相结合，为人们提供更多的信息。

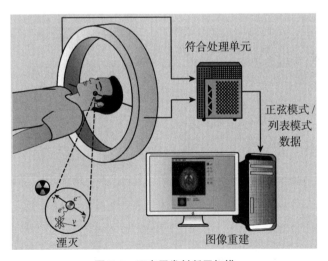

图 7-1　正电子发射断层扫描

图 7-1 说明了 PET 扫描是如何工作的。如果放射性物质发射出的正电子和多巴胺 D2 受体相结合（如被注入 D2 受体），那么该物质将在大

> **定义**
>
> 脑中定位 D2 受体。由于正电子在放射性衰变的过程中被释放，当它们遇到作为反粒子的电子时，就会相互湮灭产生 γ 辐射（见图 7-1 左下部分），围绕在头部的一个环形探测器可以检测到该辐射。有关湮灭的信息经过处理后被发送到计算机中，计算机会对辐射（和受体）的空间分布图进行重建。

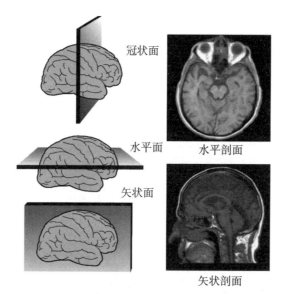

冠状面

水平面

水平剖面

矢状面

矢状剖面

图 7-2　了解大脑图像

注：人们使用成像仪器能观察到大脑内部，并能用其显示出脑部图片。左侧示意图显示了人脑的三个不同的切面，有时，人们通过观察大脑的某些切面可以更清楚大脑的构造。人们使用成像仪器观察大脑的切面并重建图片，就能看到大脑结构（或功能）的细节，如右侧示意图所示。右侧示意图的图像是人们使用磁共振成像获得的。左侧示意图只显示了大脑切面；而右侧示意图则显示了实际的大脑图像，其中包括颅骨、眼睛、鼻子和其他组织，显示的是更真实的图片。图 7-3 和图 7-4 中表示的 PET 图像是大脑的横截面，它能表示出大脑切面放射性物质的分布。

使用脑成像技术进行的研究表明，持续使用药物会导致大脑化学性和机能性的长期变化。例如，成瘾者在服用可卡因、甲基苯丙胺、酒精或海洛因后，其大脑中的多巴胺受体（特别是 D2 受体）水平会降低。如果已经成瘾的个体停止服用可卡因或其他药物，其大脑中的多巴胺 D2 受体水平不会马上升高恢复至正常水平（见图 7-3）。事实上，成瘾者脑内的 D2 受体会被抑制长达数月，这一结果已经在几个研究中得到证明。脑内低水平的 D2 受体表明这些人的多巴胺系统功能失调或不正常。其他研究也发现，肥胖者脑内的 D2 受体水平很低，这印证了多巴胺在"自然"奖赏中的重要性，而药物则会介入到自然奖赏（如喂养）的神经通路中。因此，低水平的多巴胺 D2 受体是药物使用易感性的提示性指标，其他成瘾行为的原理也有可能是相同的。

由于 D2 受体长期发生变化（大概还有许多其他蛋白质），成瘾者的大脑机能差异会持续很长时间。[2]事实上，成像研究清楚地显示除了蛋白质水平发生变化外，大脑功能还会出现长期变化。如图 7-4 所示，长时间服用可卡因会引起大脑中能量代谢（一种大脑机能的测量）的显著变化。为了对大脑中的能量代谢水平（用图像中的光亮区域表示）进行比较，我们将被试分为三类：正常被试，10 天没有使用可卡因的被试，100 天没有使用可卡因的被试。显然，即使 100 天不使用药物，被试的大脑也没有恢复正常。

许多研究也发现了动物在被给药后其多巴胺受体和转运蛋白发生的改变。这些研究通常使用的是另一种突破性的技术——被称为受体体外标记放射自显影，这是作者所在的约翰霍普金斯大学医学院实验室于 20 世纪 70 年代发展出的方法。[3]当人们使用不同的技术、物种和方法获得了相同的研究结果时，我们对实验结果就有更大的把握。

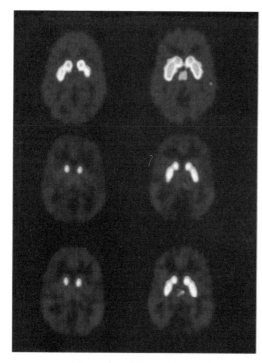

正常

戒断 1 个月

戒断 4 个月

图 7-3　不同被试大脑内多巴胺 D2 受体水平

　　注：图中照片分别表示了正常大脑（图上部）、戒断可卡因 1 个月（图中部）、戒断可卡因 4 个月（图下部）的多巴胺 D2 受体水平。每行表示了同一个被试的两个不同的大脑切面，人们在比较时会观察每列图片。图像中明亮的区域表示多巴胺 D2 受体水平最高的区域——数量越多，画面越明亮。例如，左侧一列表示的是三位被试的大脑相同位置的水平图片：一位被试没有药物使用史，而另外两位被试有药物使用史。图中显示，最上面的图表示的是没有药物使用史的被试，其受体水平最高；中间的则是戒断可卡因 1 个月的被试，其受体水平大幅度减少；第三或最下面的图表示被试与中间的图相比，其受体水平略有增高。很明显，即使经过 4 个月的戒断，成瘾者的脑内多巴胺 D2 受体水平也没有恢复正常。上图是对多巴胺 D2 受体进行的 PET 扫描，这个研究最早是由包含作者在内的一个研究团队进行的。

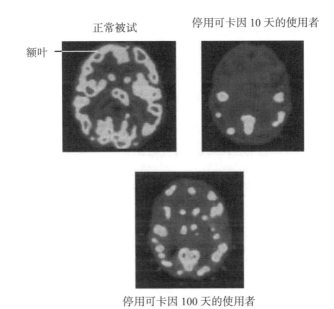

正常被试　　　　　　停用可卡因 10 天的使用者

额叶 ——

停用可卡因 100 天的使用者

图 7-4　可卡因滥用者在戒断不同天数后其能量代谢发生的改变

注：颜色越浅的区域表示其能量代谢越高。这些变化发生在大脑的额叶区域，也就是说在调节神经冲动的大脑相关区域中是显著的。在这些实验中，给被试注射具有放射性的葡萄糖后，进行 PET 扫描，显示放射性水平较高的脑区就是代谢和神经元活动水平更高的脑区。

为什么恢复过程如此缓慢

这是一个有趣的问题，但我们还不知道答案。大脑中的蛋白质水平或数量非常引人关注，其能够传递相应信息，因为更多的蛋白质功能会更多，而更少的蛋白质功能也就更少，蛋白质发生的变化也能指明药物在哪里发挥作用。蛋白质的变化是如何发生的？很明显，大脑（或任何器官）中特定蛋白质的水平或数量发生变化，都是由蛋白质的合成和降解率之间的平衡引起的。蛋白质水平会由于合成的增加或降解的减少而增加。所有的蛋白质都会被"转换"（turn over），意味着它们都会被使用和损耗，然后被新的蛋白质所取代。[4] 让我们以更加生动的方式来考虑这个问题。如果我们在任意时刻用小旗子在大脑中标记每个蛋白质分子，就能观察到这一转换和替代的过程，因为新的蛋白质不会有小旗子的标志。人们身体内有一半被小旗子标记的蛋白质，它们被新的蛋白质所替代的时间叫作半寿期（half life）。药物能够改变每种蛋白质的既定合成率和降解率。

蛋白质在合成或降解过程中达到新水平所需的时间取决于合成或降解的变化速度。例如，当蛋白质能更快地合成或更慢地降解时，蛋白质水平会更快地提高。这非常有趣，科学家认为，我们已经对一些有关蛋白质合成和降解的知识有所了解，因此对于为什么某些蛋白质在大脑中可以持续长时间的变化也有一些想法。此外，更重要的是，我们可以考虑是否有值得做的实验。我们可以通过在大脑中创造条件，使蛋白质水平变化得更快，从而减少药物使用者的恢复时间。例如，如果药物使用者体内的多巴胺 D2 受体抗拒改变或改变缓慢，就像实验所显示的那样，那么人们就可以加快蛋白质的合成速度、减慢降解速度。因此，我们可以开始思考是否可以通过新的药物来控制蛋白质的合成或降解速率。如果我们让 D2 受体水平快速恢复正常，是否就能帮助药物使用者更快地恢复？这个想法听起来很吸引人，但目前我们应用的蛋白质生物化学技术还不够先进，不能生产出可以选择性改变某种蛋白质的药物。例如，改变 D2 受体的合成或降解。但是，对我们来说，这种想法也是有帮助的。我们有一些关于"什么在控制大脑中 D2 受体水平"的想法，未来可能会对我们的研究有帮助。然而，一般来说，这种关于合成和降解的答案还不完善。我们需要了解更多为什么某些特定的大脑变化会如此持久的原因。

　　这个问题可能还有其他的答案。基因的表达最终会影响蛋白质的合成速率，它也会被药物所改变，或许还会发生长期的改变。这些可能是由于表观遗传改变或转录因子水平发生的长期变化所引起的，并且其都对基因进行了调节（参考见第 5 章）。

那么我们能做什么呢？如何帮助吸毒者

　　该领域最重要的发现之一是：药物会长期地改变大脑。即使我们仍然不知道该如何治疗大脑，使大脑更快地恢复正常，甚至也不知道该如何防止这种变化，但我们已经了解的这方面的知识也对相关研究产生了很大影响：第一，它可以帮助我们理解关于成瘾基本的和物理的方式。大脑中发生的长时间的持续变化解释了为什么药物使用似乎是个慢性问题，以及为什么成瘾容易复发，而且看起来人们复发的问题似乎与缺乏对这部分的理解有关；第二，它为实验室研究定义了一个关键问题——这种变化究竟是如何发生的，我们该如何阻止或逆转它们？如果我们能阻止或逆转成瘾控制下的大脑进程，那么我们就能更好地治疗药物使用者；第三，我们知道大脑的改变会持续很长时间，它能告诉药物使用者大脑的恢复将是一个缓慢的、持续数月的过程。如果成瘾者知道自己对药品的易感性会保持很长一段时间，那么就能期待自己在这个危险的时间段里更加警惕地远离毒品；第四，成瘾者的支持系统通常是由朋友、家人和治疗提供者构成的。现在我们知道，复发的易感性会持续数月，药物使用者需要延长支持系统的时间，也需要发展新的、能提供长期支持的治疗模式；第五，立法者和政策制定者对治疗进行管理并提供经费。现在我们知道，成瘾这种脑部失调 / 疾病会持续很长一段时间。如果需要 7 天才能消除已知的感染，你是否只想报销保险单中治疗一天所用的抗生素费用？当然不会，我们并不希望所有有效的长期治疗费用都如此昂贵。正如你看到的，我们在理解和处理成瘾的长期影响方面面临着多种挑战！

大脑能恢复正常吗

成瘾者的大脑到底能否恢复正常？这是该领域研究的最重要的问题之一。有些人相信，至少有一部分药物会引起大脑永久且持续的变化，如果这些都是真的，那么将会对成瘾的治疗产生影响。虽然我们仍在积累证据，但可以对某些发现进行研究。例如，那些匿名戒酒和戒毒团体使用的12 步计划中假设吸毒者患有慢性疾病并具有长期易感性。使用这个假设，人们认为成瘾永远不能被治愈，但可以通过远离成瘾性药物而得到治疗。这也许是最安全的一种治疗方法。该计划对有效的程序进行有效的跟踪记录，也许有些成瘾者的大脑具有无法完全逆转的慢性易感性，也许有些成瘾者可以通过治疗改变自己的大脑。未来，我们需要更多的研究来获得更多的信息，从而更加深入地讨论这个问题。

米迦勒·纳德（Michael Nader）博士及其同事们在维克森林大学（Wake Forest University）进行过一个有趣的研究：观察 5 只猴子的大脑中多巴胺 D2 受体的恢复情况。[5] 当动物通过自主给药摄入可卡因一段时间后，其大脑中的 D2 受体水平会按照预期水平下降（D2 水平低，表明有使用药物的倾向）。在接下来的 12 个月内，停止对猴子使用可卡因，并监测其脑内的受体水平。5 只猴子中，有 3 只猴子大脑中的 D2 受体在 3 个月内恢复到正常水平（看起来比人类恢复得更快）。但是，即使到了 12 个月以后，另外两只猴子大脑中的 D2 受体也没有恢复到正常水平。所以，猴子中存在着个体差异，一些猴子能够恢复正常，另一些猴子却没能恢复正常。这就和人类的情况一样。人们一直认为，人类药物使用者存在个体差异，这点非常重要。根据这项研究结果，你能看到，所有药物使用者的恢复效果并不相同，人们采取治疗方法时必须灵活地考虑到个体差异。

　　下面是我本人有趣的经历。作为一个年轻人，我吸烟多年。但是，当一个亲戚死于肺癌时，我决定戒烟。出乎意料（不应该）的是，我在很长一段时间内都很想抽烟！戒烟的下半年甚至比前半年更糟（至少看起来是这样）。当有人饭后抽烟时，我特别想抽烟，这本来是我最享受的时刻。有时，我甚至会起身离开桌子，这样就不会受到别人的影响。大约一年后，我对抽烟的渴望开始减少；大约 18 个月后，这种渴望消失了。许多年后的今天，吸烟的后果困扰着我的喉咙和肺部，还会导致咳嗽。我认为，自己的成瘾完全治愈了。正因为如此，我觉得成瘾是可以治愈的（至少对我来说是这样）。不过，我不能绝对肯定自己的大脑中没有烟瘾导致的残存改变，这种改变在某种程度上会增加烟瘾复发的易感性。如果我的大脑发生了一些持久的变化，它们似乎也并不明显。然而，请注意，这只是个例，人们并不能减少许多药物使用者对药物存在长时间的渴求，或永远不会停止使用药物的事实。

▶ 小结

　　药物会在很长一段时间里改变大脑的生物化学成分。而且，人们在停止服用药物后，这种变化依然会持续很长时间。这大概可以解释为什么药物使用似乎是一种慢性复发性疾病。实验室研究表明，这一现象可以理解为重要蛋白质功能水平的变化。药物可能使用的机制包括表观遗传改变或基因调控的其他变化。然而，这种有限的理解需要实质性的提升。人们对大脑会产生长期变化的认识对开发和执行治疗的目标和方法产生了重大影响。由于不同药物使用者大脑中产生变化的持续时间可能有所不同，其从成瘾中恢复的能力也可能不同，因此需要按照个体需求为其定制不同的治疗方案。

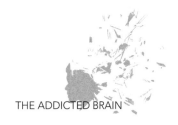

THE ADDICTED BRAIN

第8章　我会变成一个成瘾者吗

"为什么是我，医生？为什么我在家族中药物成瘾？为什么我有这么多麻烦？也许我天生就有问题……"这样的谈话在药物使用者和医生之间很常见。理解某人为什么会成为成瘾者，这是一个复杂而重要的问题。

"易感性"——谁会使用药物

药物使用者群体包含各种各样的个体。一般来说，药物滥用是一个复杂的过程。但是，我们讨论的关键问题是药物使用者都有什么特点？我们能识别可能成瘾的或有成瘾危险性的群体或个人吗？如果我们能做到，这将是一件伟大的事，因为我们可以针对这些人的特点来预防和治疗。我们锚定这一群体可能会节省大量资金并更有效，因为这样治疗会让我们将投入的努力集中在一个广泛的目标和范围上。

事实证明，我们已经研究了药物使用者和成瘾者，并确定了他们与普通人群相比具有更加常见的特征，这些特征有助于他们增加成为成瘾者的易感性。在讨论开始时，我们可以说自己对易感性缺少了解，无法精确地预测谁会成为成瘾者、谁不会成为成瘾者，并且不能使用数学方程式对其进行预测。但是，人们对易感性的研究就是探索与个体成为药物使用者可能性相关的信息。总的来说，个体具有的易感性因素越多，其成为成瘾者的可能性就越大——但是，这只是一种可能性而非确定性。然而，有易感因素的个体应该关注这个主题，以评估自己需要做什么来避免被药物缠身。这一点对许多人来说可能有点可怕，但了解易感性是预防个体使用成瘾性药物并使其变得更健康的最好的方法之一。

产生易感性的因素

人们的易感性是由大量因素造成的（见图 8-1），我们会对其中一些关键因素进行讨论。第一类是生物因素，它帮助我们解决了一个关键问题——我们的基因里是否存在易感性？如果确实是这样，那我们是否无论怎么做最后都会成为一个药物使用者？

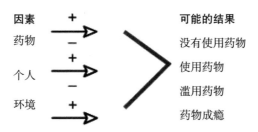

图 8-1　药物使用的整体易感性来自多个因素的相互作用

注：让我们考虑影响个体成为一个药物使用者的三方面影响因素：首先是药物，它们有没有可能成瘾（＋或－），我们讨论的是一种成瘾性药物；其次是个体因素，个

体是否具有药物使用的遗传基础（＋或－）；最后是复杂的环境因素，环境因素中包括药物因素和其他各种因素，它们可能支持或不支持药物使用。因此，人们整体易感性水平的高低取决于每个因素及其累积或相互作用。在图的右侧，我们列出了结果的可能范围。人们在治疗时应当正确应对所有的因素。

我们的基因和蛋白质

个体在第一次接触药物后，自身的生物结构会对其能否成为一个药物使用者起到重要的决定作用。一个人的生物结构是由其基因所决定的，所以人们对有关药物滥用基因的研究一直是个重点。在过去几十年里，基因研究的数量呈指数级增长。我们进行的这类研究都依托于基因携带的突变，并可以通过惊人的高通量检测技术识别出这些突变。

定义

基因追踪

了解基因、突变以及基因如何被使用，这些能让我们了解在成瘾以及其他疾病研究领域中如何研究基因。想象一下，你的很多、很多代前的先祖。你的先祖树上有很多人，你回溯的时间越长，先祖树上的人越多。随着时间的推移，各种基因都在发生突变，如果这些突变不是致命的，那么它们就会代代相传。一些基因突变可能变化很小，不会造成任何功能性的影响；而另一些基因突变可能会降低功能，但却不是致命的。非致命性的突变被传递下来——这是关键点——并被检测为遗传标记。换句话说，如果一群人有相同的基因突变，但这种突变并非在整个物种中出现，那么这群人很可能有共同的祖先。因为他们共享这种相同的突变，所以也共享并表达这种突变所带来的影响。例如，他们对某种药物的喜好（或易感性）可能会略有增加。

定义

图 8-2 显示了 DNA 的双螺旋形状。

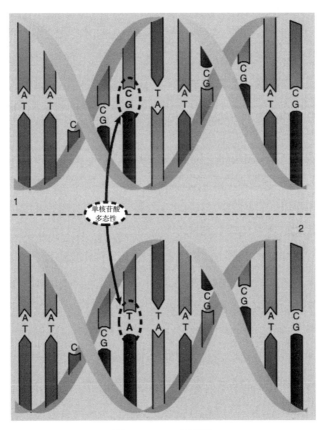

图 8-2　DNA 双螺旋

在遗传研究中，人们常用的遗传标记是单核苷酸多态性（single nucleotide polymorphisms，SNPs）。基因是由被称为核苷酸的分子链组成的。核苷酸有四种，其差异在于被称作碱基的亚基。每个核苷酸以其碱基命名：腺嘌呤（adenine，A）、胸腺嘧啶（thymine，T）、胞嘧

定义 ————————————

啶（cytosine，C）、鸟嘌呤（guanine，G）。在人类基因组的许多位置上，每个人构成特定基因的核苷酸串都是相同的。也就是说，如果从基因的一端开始，沿着 DNA 两条链中的一条按顺序数核苷酸，结果都是相同的。例如，AAGGGATCCAC。然而，有些人 DNA 链的某个特定位置是某种核苷酸，而另外一些人的 DNA 链则是一种完全不同的核苷酸。例如，AAGGAATCCAC，这并不是一个常见的序列。这种变化就是单核苷酸多态性 [我们可以参考下一个知识栏"全基因组关联研究"（Genome-Wide Association Studies，GWAS）]。

　　美国国家药物滥用研究所的乔治·乌尔（George Uhl）博士及其同事们完成了一个非常有影响力的研究。他们使用一种被称为全基因组关联研究的方法（见下一个知识栏中的内容），比较了药物使用者和非药物使用者（或少量药物使用者）的基因。在研究这一人群的基因后，他们发现了89 个与药物使用有关的基因。乌尔进一步解释道："成瘾与囊性纤维化不同，囊性纤维化是由单一的基因（缺陷）造成的。在成瘾和一些复杂的疾病中，很多不同的基因必须与环境因素共同作用才会导致疾病出现。一个单独的基因自身不会造成很大的影响，多个基因效应组合才会导致问题出现。"[1] 这 89 个基因中有许多都与记忆形成、受体、神经元相互黏附有关，它们会导致大脑内生化和功能的改变，并因此让人对药物依赖产生影响。

　　人们可以使用相对快速的计算机技术来观察成千上万个单核苷酸多态性，在我们大概 30 000 个基因中都存在这种单核苷酸多态性。

定义

全基因组关联研究（GWAS）

GWAS 是一种强大的、用来确定与某种特征或疾病相关的基因的方法。这一方法需要确定一个测试人群，这群人具有某种让我们感兴趣的（如药物使用）特点，并且需要一个不具有该特点的控制人群。然后，人们会对所有个体的全部基因进行描述，并比较两个群体出现遗传标记的情况。

人们在研究中使用的遗传标记就是单核苷酸多态性（见前面知识栏"基因追踪"的相关内容）。

变异（单核苷酸多态性）可能会影响基因的功能（例如，两款型号相同、颜色不同的汽车类似于在功能上没有差异的 SNPs，但两款型号相同、发动机尺寸不同的汽车就像功能上存在差异的 SNPs）。因此，SNPs 不一定是功能强大的，但它们却是研究特定基因遗传的良好标记。科学家可以利用 SNP 的变化发现基因和关键特征之间的关联，如药物成瘾的易感性。例如，与一个非吸毒者群体相比，吸毒者群体中有一个特定 SNP 的发生率更高，我们就可以认为包含这个 SNP 的基因与药物成瘾有关，或者其可能是药物成瘾的部分原因。

我们对有关吸烟的基因和尼古丁成瘾易感性的研究有一些有趣的新发现。如上所述，尼古丁在大脑中通过刺激乙酰胆碱受体而起作用，即烟碱胆碱受体。烟碱胆碱受体由 5 个独立的蛋白质组成，它们结合在一起形成一个功能性受体。这些蛋白质或亚基已经得到确认和正在被研究中（见图 8-3）；当它们结合时，就变成了烟碱胆碱受体的各种亚型。令人惊讶的是，亚基的类型超过 5 种，但在一个受体中只能使用 5 个亚基。不同烟碱胆碱受体具有不同的亚基，它们的功能也可能不同，不同的人从父母那里继承了不同的亚基。

下面的内容与成瘾有关。研究已经表明，不同亚基与吸烟的不同方面（见下面的知识栏）有关。正是由于这种研究，人们真正理解了成瘾分子，并最终改进了成瘾者的治疗药品。同样，大脑是复杂的，有个"坏"亚型并不意味着个体会毫无疑问地成瘾。但是，其整体易感性会增加。

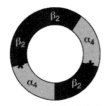 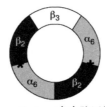 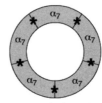

$\alpha_4\beta_2$：最常见的且
研究得最多的亚型

$\alpha_6\beta_2\beta_3$：在大脑区域
中少量存在的亚型

α_7：只包含一种亚基
的亚型

图 8-3　尼古丁对乙酰胆碱受体的作用

注：这些受体属于离子门控型受体，在本书图 4-2 中表示了其侧面视角示意图，而本图是从上往下看的示意图。这些烟碱胆碱受体由 5 个亚基蛋白形成一个围绕中心孔的圆环。当乙酰胆碱或尼古丁受体结合蛋白（标有星号的地方）、离子（电荷）通过中心孔进入突触后神经元时，多种不同的亚基可以组成不同的受体亚型。图中表示了烟碱胆碱受体中的一些亚型。不同亚型的受体功能可能不同，这使人们对吸烟形成了不同程度的易感性。

这些信息告诉我们，我们的基因对药物的影响因人而异，每个人的生物易感性水平都是不同的。大多数人即使暴露在成瘾药物中也不会成瘾。数据表明，人们成瘾的部分可能性来自遗传因素，但环境因素（例如，药物的可得性、压力大、情绪问题、使用药物的同伴压力等）导致成瘾的可能性也非常重要。虽然遗传因素会对易感性起到 20%~40% 的作用，[2] 但我们仅仅把自己使用药物的情况归咎于遗传也是不正确的。

> ### 定义
>
> | 与吸烟的关联 | 基因亚基 |
> |---|---|
> | 抽第一支香烟感到头晕 | β_3 |
> | 开始抽烟感觉到乐趣 | α_5 |
> | 早期吸烟者依赖性增加 | α_5 |
> | 肺癌与外周动脉疾病 | α_3 |
>
> 　　人们对遗传的研究已经复杂得令人惊讶，这是一个伟大的成就。我们已经发现了与吸烟的不同方面相关的许多不同的受体亚基。这一部分总结了人们在吸烟与烟碱胆碱受体亚基的关系方面所做的工作。这些发现可以指导我们寻找新的药物，也给我们带来了希望。总有一天，我们能够充分了解药物成瘾，并且可以开发出更好的药物来治疗成瘾者。

心理问题

　　个体的药物使用常常与各种情绪问题有关，如抑郁、焦虑、精神分裂症、创伤后应激障碍以及其他诸如反社会人格障碍和品行障碍这类复杂问题。在一项研究中，有21%~32%的尼古丁依赖者同时被诊断出患有心理问题。在美国，虽然这些尼古丁依赖者只占人口总数的7.1%，但他们却消耗了香烟总数的34%。[3]

　　这些精神疾病可能是由物质使用带来的，但也可能与物质使用无关。无论是哪种情况，都会助长人们对药物的使用——当一个人同时患有精神健康疾病和存在药物使用问题时，他们就有更充足的理由去使用药物。有时，人们戒断或停止用药会导致焦虑等问题；在这种情况下，治疗其精神问题可以使药物成瘾治疗更成功。相关的情况表明，至少一开始，一些药物使用者在自行使用药物治疗（如焦虑等）心理问题。这种情况意味着，人们在使用成瘾性药物时，除了药物使用问题，可能还有心理健康问题。如果确实是这样，那么人们处理心理问题就会减少药物使用的易感性。如果我们存在心理问题，就会降低解决或处理其他议题（如药物使用）的能力。心理问题会分散我们的精力，使我们精疲力尽，还有可能导致自我治疗方面的问题。虽然我们治疗疾病是理所当然的且非常重要的，但这一过程往往需要医生的参与，特别是治疗涉及使用滥用性药物时。

气质和人格特征

许多研究表明了性格和药物使用之间的相关性。例如，冲动性、身体活动水平、难以安静以及倾向于情绪不安等，这些特征与人们大量使用药物有关；另一方面，更积极的心境、与人群相处的愿望等，这些特征与药物使用呈负相关。通常，青少年与成人相比，其人格特征与药物使用有更高的关联。显然，这是一个重要的课题，也是一个活跃的研究领域。

药物可得性

药物的可得性显然是人们成为药物使用者的主要因素之一。如果没有药物，那么也就没有药物使用者。但是，人们在许多地方都能得到药物。对于成瘾者的恢复（以及对所有人）来说，远离药物非常重要。例如，匿名戒酒团体关注的是远离酒精并提供相关的支持系统。对整个社区来说，药物的可得性存在显著的破坏性影响。

儿童、青少年和成人

青少年的情况比较特殊，其早期暴露在药物使用环境或参与药物使用都会对其后期的药物使用产生影响。图 8-4 表示青少年首次使用药物的年龄，以及该个体后期会成为药物依赖者的可能性。

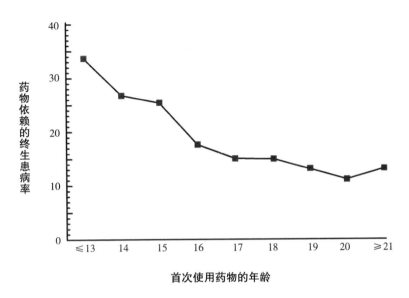

图 8-4　青少年期使用药物会增加未来药物依赖的可能性

　　数据显示，青少年在大约 17 岁前使用药物，其后期药物依赖的可能性会急剧上升。

　　大量生理学证据表明，青少年的大脑对药物的反应比成人的更敏感。例如，处于青春期的老鼠体内的多巴胺神经元（许多药物会影响多巴胺）对刺激比成年老鼠的更敏感（参见图 8-5）。年轻的神经元是不同的，它们对一个特定刺激的反应大于更成熟的神经元。

　　对家长和社会来说，这无疑是一个重要的信息，年轻人是预防成瘾的重要目标群体。

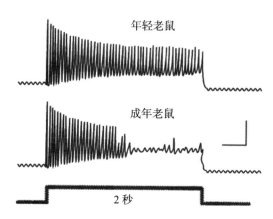

年轻老鼠

成年老鼠

2 秒

图 8-5　年轻老鼠的腹侧被盖区（VTA）多巴胺神经元比成年老鼠的更敏感

注：经过 2 秒的刺激后，老鼠大脑脑片显示的是 VTA 区域多巴胺神经元（用于基线相比的提高）的活动情况，并记录了诱发动作电位。上图显示了一个动作电位基线急剧上升的情况。年轻老鼠的神经元会产生比成年老鼠的神经元更多的动作电位。对于同一个刺激，年轻老鼠的多巴胺能神经元会产生比成年老鼠的神经元更多的反应。这证明了包含多巴胺细胞的 VTA 区域与成瘾的发展相关。

药物损害判断并固化药物使用

从多方面来看，药物使用者最没有能力停止使用药物。当他们沉醉在药物中时，其正常的认知和自我调节能力也会受到损害。例如，当他们喝醉酒时，出于几个原因，让他们停止饮酒会更加困难。原因之一是个体并不知道自己正在做什么，其需要的、能帮助评估状况的认知功能受损。个体使用药物会损害自身与判断、决策、抑制非期望活动（如药物使用）相关的脑区功能，这些脑区包括眶额皮层和带状前回等区域。这些区域受损会导致其缺乏控制以及出现强迫性药物使用，还会导致其对重新开始药物使用的判断受损。伊迪丝·伦敦（Edythe London）博士和同事们以及其他一些研究者通过风险任务证明：药物使用者更倾向于做出带来长远损失的糟糕决策。[4]人们使用药物会使事情变糟，从而陷入棘手的恶性循环。

那么我呢

如果你现在说："我的天啊，我居然有那么多易感因素？"或者，如果你认识一个对你来说很重要的人，他身上似乎有很多易感因素。或者，你有一些朋友试图戒酒，但却不知道这些因素以及这些因素对他们来说意味着什么。那现在是时候注意听了。

这些都属于"风险"因素，风险并非指的是确定性。有风险，意味着可能性增大。然而，对我们来说考虑风险因素很有帮助。如果某些风险因素适用于某人，那么他就必须努力去控制那些因素以及其他因素。例如，一个有较强药物依赖家族病史的人可能会有无法避免的遗传易感性。然而，这只是意味着这个人必须在其他方面做出努力。例如，他应该远离能够获得药物的地方，远离使用药物的朋友，从咨询师、神职人员、朋友和家庭成员那里寻求正向的支持。个体拥有的危险因素越多，其易感性就越高。因此，控制那些可控的危险因素非常重要。人们的生命短暂，强化积极健康的生活习惯意义重大。当处于风险情景中时，人们能意识到药物的危险性并准备好对药物说"不"，这些都是对抗危险因素的关键所在。

骑手和他的大象

这是一个有趣的故事。乔纳森·海特（Jonathan Haidt）在自己的书[5]中讲了这个隐喻——"象与骑象人"，用它来形容我们对情绪驱动力和行为的控制。我们的心理有不同的方面，可以分别用象和骑象人来代表。骑象人具有支配控制的智力，他能指导大象完成任务（或生活）。骑手可以看到整个任务的内容，负责任务推进，并具有判断和处理的技能。骑手则与其良知、意识、有控制的思考、未来规划等有关。也许，骑手和弗洛伊德所说的超我和自我很相似。

另一方面，大象是我们心灵的休憩之处。它包括恐惧、情感、直觉和本能反应，包含我们大脑的奖赏与强化中心，它还是潜藏在大脑古老区域的强大驱动器，帮助我们人类这一物种生存下来。就像骑象人一样，大象也拥有知识，但和骑象人所拥有的知识并非一类，它更像弗洛伊德所谓的伊底或原始驱力。在我们的心灵中，大象代表驱力和欲望；而在意识之下，它代表的是潜意识的部分。

当一个技巧高超的骑象人和一头强壮的大象一起工作时，它们都能做得很好，并且可以完成很多事情。然而，重点是与我们内在的骑象人相比，我们内在的大象是如此强大和有力，它能做自己想做的任何事，或在特定情境下做自己觉得必须做的事。如果大象突然被一只饥饿的老虎攻击，它会作出有力的反应，而无论骑象人多么了解老虎，大象都不会关注骑象人。当外界刺激突击大象使其感到极其危险时，虽然理性的思考者也会挣扎着进行控制，但这种反射性的驱力还是会夺回控制权，骑象人很容易就失去了对大象的控制权。

这是一种我们可以用来思考药物成瘾或滥用的方式。我们体内的骑象人和大象会同时看到药物，问题是谁来控制我们的行动？如果我们渴求药物，那么大象会控制我们。确保物种生存的原始驱力和欲望非常强大。如果明智的骑象人能够影响大象，并能指导它的行动，我们就能远离药物。我们是否使用药物取决于自己的整体易感性（大象渴望药物的程度，骑象人用了多少技巧和下了多大的决心远离药物，以及这两者的相对关系）。骑象人得到多么好的训练，骑象人把大象训练得有多好，这些都是主要的影响因素。在一定程度上，这些情况会影响人们应对危机的准备。

　　对于大象来说，骑象人的责任是什么？我们都知道自己不能完全放弃控制大象的责任。如果我们使用药物，然后发生意外，就需要对此负责。如果我们使用非法药物，就必须面对法律，这是我们的错。很明显，我们必须承担遵守法律和维护社会的责任。但也许在一些情况下——和出现一只饥饿的老虎的情况类似——骑象人的绝对控制力会降低，责任感会减少。人们需要智慧来处理这些困难的情况，并且常常需要帮助。

▶ 小结

　　本章的主要内容是个人要努力照顾好自己。如果人们具有成为药物使用者的风险因素，他们就需要注意了。如果无法避免一些风险因素（如遗传因素或环境中的药物），那么他们就必须加倍努力地控制自己能够控制的危险因素。如果药品被售卖或是可用的，那么远离这些地方和这些人，练习对其说"不"非常重要。对他们来说，与医生或其他专业人士进行讨论也会有所帮助。

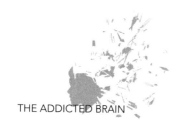

THE ADDICTED BRAIN

第 9 章　压力、社会地位和药物

"战争结束后，我成了不可救药的酒鬼。但在大家的帮助下，我已经滴酒不沾 5 年了。对我来说，生活是如此美好。然而，我受到了经济萧条的冲击。这种有关战争的创伤回忆又回来了，我丢了工作。现在，我因为付不起抵押贷款就快要失去家庭。我努力达到收支平衡，觉得压力很大，于是又开始喝酒了。"

　　我们承受的压力越大，使用药物的可能性就越大。虽然我们已经在易感性的一章中提到过压力，但因为压力有很多值得我们关注的方面，所以我们用一章的内容来探讨它。字典中对压力源的定义是：一种扰乱正常身体反应的刺激。例如，恐惧或痛苦。当我们感受到压力时，我们经常会紧张、变得警觉，并做好"战斗或逃跑"的准备。压力会给我们带来重要的身体变化，产生和加强一种让我们有所警觉和准备的状态。这是我们身体进化而来的一种复杂的反应，它对我们的生存来说非常重要。然而，这是一个费力的反应，并且如你所知，持续的和长期的压力可能会对我们的情感和身体造成伤害。

身体对压力的反应

人们已经进行了几十年有关身体对压力的反应的相关研究。压力开始于环境中，我们将其解释为威胁的刺激，包括听觉、视觉、触摸或所有相关感官所感受到的刺激。大脑对这些感觉进行解释，激活杏仁核、下丘脑和垂体。杏仁核和下丘脑是与恐惧、压力和身体机能整合相关的大脑区域。由下丘脑所控制的脑垂体位于大脑深处，释放体内所需的激素。作为应激反应的一部分，脑垂体释放促肾上腺皮质激素（adrenocorti cotrophic hormone，ACTH）来激活肾上腺，肾上腺释放压力激素——肾上腺素（epinephrine）和皮质醇（cortisol，见图 9-1）。这些激素会作用于全身，为我们的反应行动做准备。肾上腺素使心率加快，血压升高，帮助身体适应新的需求。皮质醇可以增加血糖（葡萄糖），为所需能量提供更多的燃料来应对压力源，还能通过促进葡萄糖合成来帮助脂肪、蛋白质和碳水化合物进行代谢，产生额外的葡萄糖。一些慢性压力会影响人体的许多器官，导致抑郁、疼痛、恶心、头晕、心跳加快和疲惫等。压力也会抑制我们的免疫系统，给我们带来更大的感染风险。

对于压力，人们也有情绪和心理方面的反应。通常，这种反应和额叶皮层有关。额叶皮层是大脑高度进化的部分，它能调节现实检验，引导注意和思维，抑制不恰当的行为，并调节情绪。但在人们承受压力的情况下，其他脑部区域开始参与并发挥作用。杏仁核激活下丘脑和脑干应激通路，导致前额叶皮层的调节丧失，使我们更倾向于习惯性反应，而不是产生更多的认知控制性行为反应。因此，压力会导致个体的反应从经过调整的深思熟虑性反应转向情绪驱动的反射性反应。

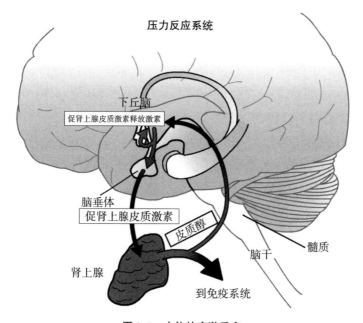

压力反应系统

下丘脑

促肾上腺皮质激素释放激素

脑垂体

促肾上腺皮质激素

皮质醇

髓质

肾上腺

脑干

到免疫系统

图9-1　人体的应激反应

注：当个体处于压力下时，大脑的应激通路被激活，位于大脑底部的下丘脑发送化学信号——促肾上腺皮质激素释放激素——到脑垂体，脑垂体则释放另一种化学信号——促肾上腺皮质激素——到肾上腺（在肾脏附近）。肾上腺会分泌皮质醇，这种众所周知的"应激激素"进入血液。皮质醇会刺激新陈代谢，它会循环返回到大脑，并使下丘脑和垂体停止或调节释放化学物质。这种调节非常重要，所以压力反应并不是一个"失控"的过程。许多成瘾者都对压力过度敏感。

　　压力可能是个人化的，它使某个个体觉得有压力，而这种情况并不一定会给另一个人造成压力。压力源的种类繁多。环境方面的压力源包括自然灾害，如地震、"9·11"恐怖袭击事件甚至是无法控制的强声或强光等。生活变化的压力源包括一些严重的事件，如离婚、失业或家庭成员去世等。工作场所也可能存在压力源，这些常常与员工对其工作和条件的控制程度有关。同时，一些生活事件，如汽车剐蹭、家门钥匙丢失、钱包被盗等可能也很麻烦。由于压力以及累积的危险，我们必须发展应对模式和支持系统来帮助自己处理这些。减轻压力的方法包括游戏、运动、冥想、改善饮食和医疗保健。

压力和药物使用

压力会导致人们开始使用药物或复发。位于纽约洛克菲勒大学的玛丽·珍妮·克里克（Mary Jeanne Kreek）博士研究了纽约市成瘾者的压力和复发的关系。她说："6 个月左右，他们（药物成瘾者）可以从容经过自己曾经购买药品的街头，不会屈从于自己使用药物的冲动。但在突然间，他们又复发了。当我们问他们为什么会复发时，他们几乎都在告诉我们'哦，我的工作不顺利'，或'我的妻子离开我了'这类的话。有时，个体遇到的问题可能并不严重，如'我的社会救济金推迟了''交通太拥挤了'等。"[1] 许多研究表明，即使经过长时间的戒断，压力也会促使药物使用复发。压力会使正在使用药物的个体情况恶化，引发或加重其他精神疾病（如焦虑和抑郁），反过来又会使药物使用情况变得更糟。成瘾者更容易受到压力的影响，自己也往往处于压力之中。例如，其为戒断或远离药物所做的努力，这些都是压力性的活动。这种增加的压力可能会使个体的压力超负荷，从而导致药物使用复发。服药行为本身也会有压力。

深受创伤后应激障碍折磨的个体也引起了人们的关注。创伤后应激障碍的受害者包括经历过战争的老兵，他们就像在真实的情景中一样，真切地重新经历和体验可怕的战斗场面。这是一种发生在最初的创伤之后的压力，但这种压力强烈到需要进行治疗。当然，这种压力是主观的，创伤后应激障碍也并非必须来自战争经历，事故、犯罪或其他非常糟糕的经历都有可能导致创伤后应激障碍，并且创伤后应激障碍患者的药物使用风险更大。

由于存在复发的危险，对于成瘾者来说治疗压力更加重要。[2] 但是，因为一些治疗压力和焦虑的药物本身就具有成瘾性，人们需要对其进行医疗监管并且使用时更加小心。虽然压力是药物使用的风险因素，但幸运的是，人们可以应对、治疗并部分控制这种压力因素。

早期生活压力

人们有关压力最惊人的发现是：我们早期生活中的压力似乎改变了自己以后的生活。这开始于科学家们的发现，他们发现人们早期生命中的负性事件和成年期尼古丁依赖有关，以及其成长过程中家庭功能失调与成年期成瘾之间存在高度相关。人们进行过的不同的动物研究都支持了这些发现，这些研究来自迈克尔·米尼（Michael Meaney）博士、达莲娜·弗兰西斯（Darlene Francis）博士、保罗·普劳兹基（Paul Plotsky）博士等人。

作者及其所在的实验室的同事进行了以下实验。他们将一窝幼鼠分组，分组虽然多于两组，但只需要研究其中两组：第一组幼鼠从出生开始后的前两周，每天与自己的母亲（也就是雌鼠）分开15分钟（即15分钟组）；第二组幼鼠从出生开始后的前两周，每天与母亲分开3个小时（即180分钟组）。实验中，幼鼠与雌鼠15分钟的分离这一条件并不被人认为具有压力性，这大概是因为在自然界中，母亲都必须短暂离巢才能获得食物，也许哺育后代的"程序设定"能够容忍它们彼此间短暂分离。但对幼崽来说，3小时的分离具有压力性。每日分离持续两周后，所有组内的幼鼠都与雌鼠一起长大直到成年，就像动物园里其他动物一样。直到常规断奶，幼鼠也没有经历更多的分离。当这些幼鼠成年后，人们对它们进行自主给药酒精情况测试。结果表明，与正常组（15分钟组）中的幼鼠相比，压力更大组（180分钟组）中的幼鼠倾向于摄入更多的酒精（见图9-2），使用可卡因也能得出相同的实验结果。高斯特（T.A. Kosten）博士和同事们进行了一个类似的实验，他们安排幼鼠分离的时间为1小时。有分离经历的动物成年后对毒品更敏感，对其使用低剂量的可卡因就会起作用，并出现自主给药的效果（见图9-3）。幼鼠出生时的压力性经历会使其产生很长时间的影响，包括其成年后会出现药品使用行为，这点确实令人吃惊。

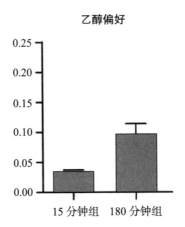

图9-2　早期生活压力会影响成年时酒精摄入

　　注：出生后两周，幼鼠每天和自己的母亲（雌鼠）分开15分钟（15分钟组）或180分钟（180分钟组）。除了两周的每日分离外，幼鼠的其他实验条件都和别的动物相同。但是，当幼鼠成年后，人们测量了它们对于酒精的偏爱。因为在野外，雌鼠必须离开幼鼠一段时间去获得食物，所以15分钟的日常分离不具有压力性，但180分钟的日常分离被认为具有压力性。与分离15分钟（低压力）组相比，分离180分钟（高压力）组的幼鼠更偏爱酒精，并想要摄入更多的酒精。这表明，早期的生活压力会改变动物对药物的敏感性及其后期生活中的行为。

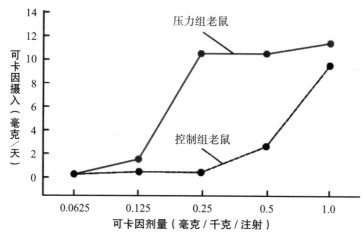

图 9-3　压力组老鼠会摄入更多的可卡因

注：人们使用的一种老鼠被施加压力的方法是在其出生后 8 天内，每天让其与母亲分离 1 个小时。在 8 天的短暂时间中，幼鼠每天都体验到压力，之后和所有其他正常群体一样在正常环境下长大。成年后，幼年期经历过压力的老鼠对毒品更敏感，对其使用更低剂量的可卡因就能产生作用，它们还会出现自主给药的效果。这表明，动物出生时经历的压力会对其产生影响，并延续到成年期，其在围产期体验过的压力可能会导致成年期更多的药物使用。

　　虽然，这里只描述了人们有关早期生活压力的部分研究，但实际上，有许多其他实验室的研究也支持了这些发现。令人惊讶的是，这些发现并没有得到人们足够的重视，甚至连药理学教科书中也没有对生命早期的因素如何改变成人对药物的反应进行描述。我们的童年环境如何塑造我们成年时的各种行为，这种环境所造成的影响值得我们注意。我们可以推测，动物早期体验到的生活压力会导致其基因表达的变化，并通过表观遗传机制在整个生命过程中得以维持，我们在第 5 章中已经描述过这部分内容。

社会等级影响可卡因摄入

　　处于低社会地位的特征往往表现为暴力、财务问题、健康状况欠佳、羞耻和失败、自卑和不安全感、焦虑和抑郁等。所有这些都属于压力源，这类人群的药物使用水平可能更高。在人们精心设计的动物研究中，动物社会地位的重要性得到了充分体现。例如，纳德（M. Nader）博士、摩根（D. Morgan）博士、格兰特（K. Grant）博士和其他人进行的研究显示，在一群猴子中，社会地位会影响它们大脑中的多巴胺系统，也因此会影响可卡因自主给药的摄入量。在其中一项研究中，猴子们（20 只食蟹猴）被安排单独居住一年半，人们使用 PET 扫描得到它们的多巴胺 D2 受体水平图。D2 受体水平是多巴胺系统的关键部分，在本书第 4 章和第 7 章中，我们已经提过这种受体与成瘾行为的关系。D2 受体是多巴胺系统的关键部分，人们在猴子独自居住时对其水平进行了测量。然后，人们将猴子分成 5 组，每组 4 只，每组猴子共同生活数月。在这段时间里，小组中的猴子形成了不同的社会等级；与预期结果相同，每组中出现了占统治地位的猴子和处于从属地位的猴子。占统治地位的猴子得到了其他猴子更多的照料，并且更具攻击性；与其他猴子相比，它们得到了更多的遵从。人们再次通过 PET 扫描测定了猴子的 D2 受体水平，同时也测量了可卡因自主给药行为。

研究结果非常引人关注！占统治地位的猴子大脑中的多巴胺 D2 受体水平增加，但处于从属地位的猴子的多巴胺 D2 受体水平却没有变化！显然，社会地位和多巴胺 D2 受体水平之间存在关系，多巴胺 D2 受体水平高的猴子社会地位高（见表 9-1）。我们在第 7 章中讨论过，猴子的多巴胺 D2 水平低与其使用更多的药物相关。人们对占统治地位的猴子所摄入的药物量进行测量，并与从属地位的猴子进行比较。人们从结果中可以看到，那些有较高的 D2 受体水平、占统治地位的猴子，比处于从属地位的猴子使用了更少的可卡因。

表 9–1	从独居到群居并建立社会分层的变化效应	
动物的社会地位	多巴胺 D2 受体的变化	对药物使用的作用
最高统治地位	提高 22%	高阶层使用更少的可卡因
从属地位	没有显著的变化	低阶层使用更多的可卡因

注：人们将动物单独饲养，并使用 PET 的测量其多巴胺 D2 受体水平。然后，它们被纳入社会群体并建立社会阶层，再次测量其多巴胺 D2 受体水平。占统治地位的动物多巴胺 D2 受体水平增加，而居从属地位的动物多巴胺 D2 受体水平没有增加。另外，占统治地位的动物自主给药可卡因摄入量比居从属地位的动物少。

让以前孤立的动物置身于社会环境中，有些动物会变得更具支配性，占据统治地位，其大脑的生物化学过程在短短几个月时间里就改变了，这降低了它们对可卡因的易感性。我们的社会情境或社会等级会影响我们的大脑和对药物的易感性，也许还会影响对其他问题的易感性。这为我们的生活带来了很多影响和问题。我们的大脑中发生了什么？性格或环境如何决定我们的主导（或从属）动力，这些因素如何对我们的大脑产生影响，并使大脑发生重要的变化？对第二个问题，我们可以尝试性地给出一个合理的答案，如感官输入（压力、激活大脑中的神经递质系统）等。而且，正如我们在第 4 章中所叙述的，神经递质通路的激活可以使这些通路产生变化（或表现出可塑性），其中一类变化就是在神经传导过程中发生的受体水平变化或其他成分的变化。

社会性挫折

我们在生活中都会经历所谓的"社会性挫折"。社会性挫折可能包括你邀请某人跳舞遭到拒绝后被当众嘲笑，或被一个对你来说很重要的社会团体所排斥。此外，当你重复面对同样的挫折情境时，你很容易就会受到打击，并且可能变得对这样的情境非常敏感。根据挫折的具体情况、你所在的社会情境，以及你的需求、成熟度和复原力不同，你可能会受到明显的影响。然而，每个人都经历了可能是毁灭性的社会挫折，其中一些人转向使用药物来缓解自己情绪上的痛苦，这并不难理解。人们已经在动物身上研究了类似情况。例如，在一定条件下，人们把两只雄鼠放在一起，这会导致其中一只处于从属或受打击的状态。它可能会仰面倒下，顺从更有优势的那只。一般来说，经历过社会挫折的动物，其表现会有所不同。它们很少会去探索，不太活跃，觅食行为减少，生殖性行为也会减少，这是值得人们注意的部分。受打击的动物也更倾向于吸食可卡因之类的药物。具体来说，一些实验表明，与没有遭遇挫折的动物相比，受到挫折的动物会更快地学会摄入可卡因。一个可能的解释是，受到挫折的动物（人类也一样）正处于痛苦之中，希望得到更多药物。[3] 对我们每个人来说，无论社会挫折意味着什么，都会促进药物的使用。

丰富的环境：硬币的另一面

压力性环境会提高动物药物使用的易感性。但如果动物处于愉快或丰富的环境会怎样呢？会不会起到相反的作用？确实，有力的证据表明，事实上，动物处于相反的环境会出现反作用。

通常情况下，实验室的啮齿类动物（例如，大鼠或老鼠）被安置在所谓的标准条件下，如尺寸足够大的笼子，有睡觉的垫子、食物和水；更好的环境还包括有轮子的大笼子、小房子、四五个形状不同的彩色玩具且每周都会更换。在测试前 30 天，动物待在这种更好的环境中；然后，将其行为与待在标准环境中的动物行为进行比较。

许多实验室报告说，老鼠处在更好的环境中会减少对可卡因的需求和压力导致的药物使用。在使用过可卡因的动物（它们已经学会自主用药）中，处在更好的环境中可以减少甚至抵消一些与成瘾相关的行为。人们对其他药物（如海洛因）使用进行的研究也发现了类似的结果。人们检查处在更好的环境中的动物（没有药物）的基因表达，结果发现其基因产生了很多变化，有关突触传递、蛋白质产生、细胞结构和代谢的蛋白质基因都受到了影响。大脑产生的这些变化，无疑都是动物由于处在更好的环境中带来的行为变化的基础。这项工作表明，积极的生活条件可以改变大脑的化学过程，甚至可以帮助成瘾者远离药品。它进一步表明，积极的环境可以通过许多方式来改善我们的生活，或许会以我们意想不到的方式来改善。在这里，我们得到的重要信息是：和药物一样，环境和行为也会改变大脑。正因为如此，它们也能成为潜在的药物成瘾解毒剂。

▶ 小结

在我们的生活中，压力不可避免。对很多人来说，处理压力仍然是个问题。我们阅读自助书籍、冥想、加入各种减压团体并进行实践，抱怨压力并受其影响。压力也许会促使我们多吃点东西来获得舒适的感觉，也许会导致我们社交退缩或寻求咨询师的帮助。即使人们面对相对常见的压力，如专横的老板、交通拥堵等，也会增加药物使用。我们早年的生活压力似乎让自己在成年期时更倾向于使用药物，这已经距离最初的压力源出现很多年了。人们社会地位发生变化和经历社会挫折后，也会促进自己使用药物。因此，压力的影响是巨大和持久的，压力显然是药物使用和复发的危险因素。幸运的是，这种风险因素至少在某种程度上可控。在改善方面，积极的环境似乎能减少药物寻求和复发的易感性。我们需要学会处理压力，减少其破坏性后果。

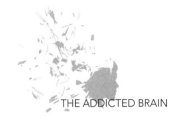

第 10 章　赌博、性和饮食

当他开车经过赌场时，他能看到赌场的招牌，停车的侍者站在那里……这种感觉又来了。他感受到在赌局中赢了的快感。他觉得精力充沛，大脑的反应更快了。他想去赌博，并似乎感觉到了手中的牌。他开得更快了，赌场被远远地甩在身后。他咕哝着："远离赌场变得容易了些，但完全远离它并不容易。"

我们会沉溺于药品之外的其他东西吗？我们也许会。考虑下成瘾广义的定义，成瘾是对某种事物的搜寻或专注，虽然这种事物最终会给你带来痛苦或伤害，但你却很难轻松地停止。[1]近年来，人们对各种行为成瘾的研究越来越多，如过度赌博、饮食和性行为等。不同的成瘾性行为有许多共同之处。这种行为占用了人们大量的时间和精力，并且会让人逐渐失控。例如，人们试图阻止或控制这种行为，但却往往不成功。这些可能会导致成瘾者与老师、朋友和家人的冲突，可能会影响其情绪和健康，并影响其财务、教育或工作状况。这听起来是不是有点熟悉？

出于几方面的考虑，我们认定过度或病态赌博属于"成瘾"，其都有强有力的奖赏——获得金钱和胜利的快感。问题是，你需要时间和金钱去赌博。当一个赌徒花费过度时，那么输了很多钱显然是个问题。有时，我们认为过度赌博是个冲动控制的问题。许多人远离赌博，他们说不敢相信自己。与药物使用一样，在历史上，病态赌博也一直伴随着我们（参考见下面"赌博成瘾古老而持久"的内容），它并不是一时流行。在漫长的历史时期，在很多文化中都存在一种行为，它似乎是人类天性的一部分。

定义

赌博成瘾古老而持久

几千年前，印度梵文就记录了一些人在赌博时经历的控制丧失。在下面的故事里，即使坚战（Yudhishtira）失去了自己所有的财产，也不放弃赌博。后来，他甚至提出了用自己的妻子作赌注。

"你过来玩骰子吧。"难敌（Duryodhana）说。

"一个国王不能合理地拒绝来自另一个国王的挑战。"达摩（Lord Dharma，即坚战）说。

"我向你挑战。"难敌说。

"我会应战。"

"我把这条华丽的金链作为赌注。"

定义

当然，最终是坚战输了。他们玩的骰子并非单纯像现代关于概率的游戏，而是一个涉及数字技能和手部灵活性的游戏，沙恭尼（Sakuni，难敌的盟友）是个玩骰子的老手，他也许在游戏中作弊了。想确定他是否作弊根本不可能，并且这和我们要说的重点没有关系。坚战在赌博中失去了一切——他的宫殿、土地、牲畜、战车和仆人，甚至自己身上的衣服。

沙恭尼说："你还想再玩一次吗？"

"我还有什么可抵押的？"坚战疲惫地说。

"你的妻子。"

"好，我玩。"

注：引自《摩诃婆罗多》（*Mahabharata*）中的"骰子游戏"，《摩诃婆罗多》是古印度的梵文史诗。

人们进行过很多关于赌博的研究，[2] 其中对双胞胎的研究证明成为赌徒存在遗传因素。如果双胞胎中的一个是赌徒，那么另一个成为赌徒的可能性比无关个体更大。此外，多巴胺系统也与赌博有关。正如我们所描述的，吸毒者的额叶皮质存在功能障碍，人们使用纸牌游戏研究赌博者也发现了类似的问题。赌博与药物使用有着共同的易感性因素，它们存在关联。人们对一些脑成像研究的结果也表明，病理性赌博与药物滥用涉及的大脑区域是相同的（有关示例参考见图 10-1）。这进一步表明赌博和物质

滥用使用了相同的神经回路，如含有多巴胺的边缘回路，这一回路对药物
滥用来说也非常关键。

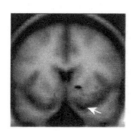 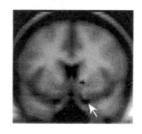

图 10-1　赌博激活的脑区与使用药物相同

注：让参加这项研究的被试观看一场游戏，他们可能会赢钱或输钱。此时，伏隔
核（近箭头）被激活（小的暗色区域），这是参与药物滥用的脑区。这两个脑片稍有不
同，右边的脑片更靠前（朝向前额方向）。

　　人们治疗病态赌博主要使用了行为主义的方法，包括咨询、家庭治
疗、12 步计划（匿名赌博团体）等。药物治疗没有被人充分地研究，但
其已经开始受到关注。虽然与药物滥用治疗中心相比也有赌博治疗中心，
但其数量很少。总的来说，病态赌博似乎与药物成瘾相似，它无疑会得益
于有关药物成瘾的大量研究工作。但是，人们需要进行更多针对赌博的具
体研究。

性成瘾

　　关于性成瘾是否真的存在，人们还存在争议。[3] 但同样，我们可以使
用成瘾的主要标准来衡量一下某些极端的性行为是否与其相似。佛蒙特
美术学院（Vermont College of Fine Arts）的作家、演说家和教师苏·威廉
姆斯·西尔弗曼（Sue Williams Silverman）在其所著的《爱之病：一个女
人走过性成瘾的旅程》（*Love Sick：One Woman's Journey Through Sexual*

Addiction）一书中，描述了自己的性成瘾问题和治疗过程。她在书中说自己不仅沉溺于性，而且沉溺于危险的感觉，她对药物成瘾的描述似乎与对自己的描述非常相似。她在书中诉说了自己的强迫和幻想，以及自己和陌生人、朋友以及父亲的经历。她用清晰而动人的清晰笔触，让读者通过与书中的自己一起畏缩和抗争，来感受作者本人的情感挣扎。不管专家们是否同意"成瘾"这个词，性行为是一种可能非常极端并给我们的生活带来问题的行为。

虽然美国精神病协会官方最新的诊断手册——《精神疾病诊断与统计手册》中提到了各种性障碍，但并没有列出"性成瘾"这种障碍，也没有列出赌博成瘾，但其中包括病理性赌博。《精神疾病诊断与统计手册》是由思考周密、经验丰富的专家团队制定的，像病理性赌博之类的行为可能最终被认为是一种成瘾。或许，一个好的问题是：成瘾模型是否能够有效地帮助人们治疗赌博？这是一个重要的、值得追求的现实目标。

饮食失调

许多人无法控制自己的饮食，有些人认为自己对食物成瘾。玛格丽特·布利特–乔纳斯（Margaret Bullitt-Jonas）是一位圣公会牧师，她记录并讲到自己所谓的饮食成瘾。她描述了自己感受到的绝望、失去健康的危险、痛苦的丧失，她不知道为什么会这样和该如何摆脱。她说，自己感到食物不够美味，吃的时候也感到很不愉快——只是强迫性地吃。她父亲的酗酒问题也给她的家庭带来了压力，对她的易感性产生了影响。最终，她的情绪跌至低谷。她通过冥想，想获得更大的力量；她参加匿名的过度饮食团体，想重新恢复健康。她的康复是整体性的——包括身体、情感和精神。她的经历是有关巨大的勇气和决心的故事。

　　大众媒体告诉我们：吃巧克力、糖、脂肪能够改善心情，人们会对这些食物产生渴求，也因此会暴饮暴食。碳水化合物也被称为新可卡因，因为在大脑中，它们产生的信号与可卡因产生的信号都在同一区域。有趣的是，已经被人们公认的是，可卡因发挥作用的大脑回路与食物等自然奖赏有关。即使有关碳水化合物（就像可卡因）的说法是真的，这也并非什么新的消息。碳水化合物，特别是那些用面粉制成的食物（如面包和面条），有时也被人们认为具有成瘾性。人们早晨出现饥饿感而无法停止进食，或当停止进食时有情绪波动和烦躁等戒断症状，这就是食物成瘾的现象。人们如果患有潜在的糖尿病和肥胖，也会出现这些情况。虽然这些听起来很像成瘾，但我们应当谨慎地为这些行为贴标签。

　　人们对任何食物的病理性暴饮暴食都可能与药物寻求与使用相似，很多实验室研究结果也支持了这种相似性。例如，吉恩·王（Gene Wang）、诺拉·佛可夫（Nora Volkow）、乔安娜·福勒（Joanna Fowler）和其他人通过一个脑成像研究表明，肥胖者的多巴胺受体水平比非肥胖者低（见图 10-2）。这一发现与人们对药物成瘾的发现完全符合，表明多余的食物起到的作用和药物一样（见图 7-2）。另外，暴饮暴食与大脑中的多巴胺转运蛋白基因也有关联（参考见第 6 章"药物为什么如此强大"以及"多巴胺转运蛋白与暴饮暴食的关联"）。糖的大量摄入也伴随着伏隔核多巴胺的输出增加。我们能找到爱吃甜食的人，他们试图停止摄入甜食，但很快又会复发。他们也知道，这种食物选择可能会使自己患肥胖或糖尿病，影响身体健康。总之，这些发现将暴食与多巴胺、渴求、复发和对健康的负面影响联系起来，表明至少在某些情况下，某些形式的肥胖可能会和药物成瘾差不多。

　　但是，尽管暴饮暴食和肥胖这种失调看起来具有很多成瘾的特征，但人们对将其称为成瘾是否合适仍存在着争议。普林斯顿大学巴特利·霍贝尔（Bartley Hoebel）博士与其他人讨论了这些问题。[4]从某种意义上讲，这也许并不重要。一个重要的问题是："如何帮助那些存在这类问题的人？"如果使用治疗药物滥用的方法来治疗饮食失调，可能会很有意思。在任何情况下，不管是不是成瘾，肥胖和饮食失调的症状可能会非常严重，患者需要向医生寻求咨询。

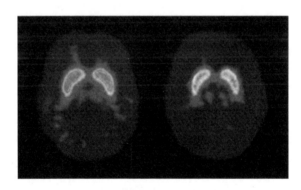

图 10-2　肥胖者多巴胺 D2 受体减少

　　注：人们对多巴胺 D2 受体进行 PET 扫描，结果表明，与正常组相比（左侧），肥胖者（右侧）的多巴胺受体水平更低。图中明亮区域的相对大小表示多巴胺 D2 受体水平。明亮区域面积越大、越明亮，表明多巴胺 D2 受体越多。这一发现与成瘾者的情况相似。本书第 7 章中的内容（图 7-1 和图 7-2）可能会对研究有帮助。

恐惧和借口

　　当人们出现肥胖（或其他行为）问题时，说他是"成瘾者"能否作为恐吓战术刺激到他？

　　称某人为瘾君子当然会引起这个人的注意，但由有资格治疗这些问题

的专业人士提出这样的战术不太可能。如果这个人善意的朋友或家庭成员
这样做，那么实行这一战术是有可能甚至是合理的。但这种做法也可能会
适得其反，造成其更加恐惧而只会阻碍治疗。

这个问题反映的另一面也非常重要——有些人会用"成瘾"的标签作
为借口，继续他们那些停不下来的自我毁灭行为。"我是一个成瘾者"是
一个声明，它看起来似乎能减少人们对其重复的、破坏性行为的严厉指
责，尤其是当成瘾者说这些行为属于遗传时。"我的父母也是这样"，这似
乎是个好借口。然而，成瘾者把责任仅仅归咎于遗传并不是个好借口，因
为遗传只是众多风险因素中的一个，具有遗传倾向的人也并不一定就会
成瘾。

▶ 小结

　　一些极端行为，如病理性赌博、过度的性行为、暴饮暴食以及其他
行为（过度使用互联网、购物等）都会给人们带来巨大的消耗：浪费大
量的时间、精力和资源，可能导致个人非常痛苦，并带来非常消极的后
果。虽然存在这些行为的个体似乎也表现出许多和药物成瘾者相同的重
要特征，但在严格的科学意义上，人们可能并不认为这些行为属于成瘾。
然而，人们将其与药物滥用者进行比较，可以为研究者提供有用的信息；
对其使用和治疗药物使用者类似的治疗方法，对他们来说也可能有效，
但最好是由相关专家来决定他们的治疗过程。

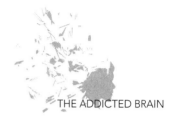

第 11 章　药物对我还有什么影响

"多年来，我严重酗酒，无视所有有关慢性酒精中毒的警告。现在，我的医生说我的肝病已经到了晚期，治愈的机会很小。我现在非常悔恨，为什么我会开始喝酒呢？"

　　每种药物都有其独特的诱惑力，并且也都有一些副作用。我们在本章中主要讨论滥用性物质的副作用，而不是其奖赏和强化作用。成瘾性特征和其损害往往相关（参见图 11-1）。本书第 1 章中列出了许多滥用药物，并提供了一个参考网站，我们可以找到更多有关每种药物的信息。记住，药物的作用会根据其剂量和时间而有所不同，这意味着使用者感受到的药效依赖于已经摄入的药物剂量、最后一次摄入药物的时间以及总体的药物使用时间。人们对药物的反应存在着个体差异，药物对某些人会产生不同的影响。许多吸毒者会同时使用多种药物，当然，这会使他们的情况变得更糟。继续读下去，听从自己内心的恐惧！

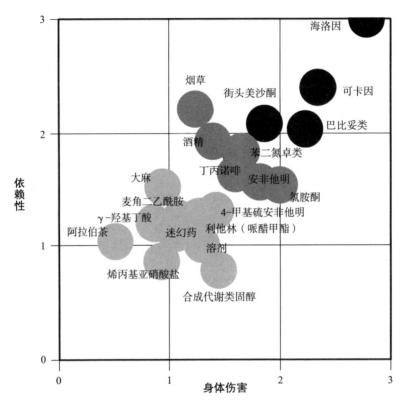

图 11-1　物质成瘾的特征与其造成的器官和身体系统伤害的关系

　　注：研究者已经在努力研究成瘾（依赖）和身体伤害之间的关系，根据其中一个既定程序的研究结果，证明确实存在这样的关系。一般来说，物质的成瘾性越高，对身体造成的伤害越大，其中有一定道理，但情况并不总是这样。烟草容易成瘾的程度比其造成的伤害程度更大，而相对其上瘾的特性，合成代谢类固醇往往会造成更多的伤害。本书并没有讨论图中所有列举的药物。请注意，根据这个分类，海洛因在成瘾性和危险性上均位居第一，而可卡因则位居第二。

酒精

　　酒精几乎无处不在，它具有的高度可得性为滥用者带来了很大困难。从某种角度来说，酒精是最危险的滥用药物之一。它会干扰人们的判断和表现，促使人们产生攻击性行为；它常常与事故和死亡相关，能够改变大脑的结构、功能和化学成分（见图 11-2）。急诊室中，约有 50% 的患者血液中含有不同水平的酒精；有 44% 的致命性汽车事故与司机滥用酒精有关；在家里发生的约 30% 的致命性跌倒与酒精有关。人们在暴力犯罪（如谋杀和暴力性家庭纠纷等）的肇事者体内经常能检测出酒精。怀孕的母亲使用酒精，其胎儿可能患上胎儿酒精综合征并导致脑损伤和其他异常。

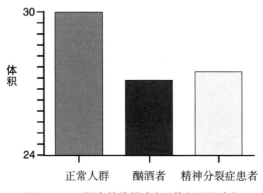

图 11-2　酗酒者的前额叶皮层体积明显减小

　　注：酗酒者的前额叶皮层体积明显减小，其前额叶皮层体积与患有精神分裂症这种严重慢性精神疾病的人前额叶皮层体积相当。大脑这个区域的减小可能与情绪调节能力丧失、判断力降低和失控相关。

　　人们已经深入研究了酗酒者血液中的酒精水平及其对行为和生理的影响。少量饮酒能够提升情绪，减少焦虑，并让人昏昏欲睡。使用大量酒精会让人呼吸抑制，酗酒者可能会昏迷甚至死亡。人们在被迫大量饮酒的情

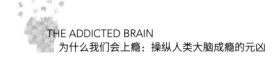
况下发生过这种类似事件，如在捉弄人的聚会上。较为少见的饮酒并发症包括酒精引起的幻觉和被害妄想的精神障碍，以及危及生命的韦尼克脑病（Wernicke's encephalopathy），其表现为精神错乱和肌肉失去控制力，这些都需要立即治疗。

最为人所知的长期使用酒精的并发症是肝脏疾病，包括脂肪肝和肝硬化两种。这两种肝脏疾病可能导致酗酒者肝功能衰竭，花费高昂的医疗保健费用，也可能导致死亡。慢性饮酒也与缺乏维生素 B、维生素 B1 有关。缺乏维生素 B 可能表现为外周神经病变，造成患者四肢神经损伤。缺乏维生素 B1 可能导致一种被称为柯萨可夫综合征（Korsakoff's syndrome）的短期记忆丧失。这些严重的并发症也同样需要医疗。

重度饮酒者停止饮酒会出现严重的戒断综合征，它被称为震颤性谵妄（delirium tremens，DTs）。戒酒后几个小时，他们会出现颤抖、出汗、心悸等症状。戒酒后一到两天，他们会出现震颤性谵妄，包括幻觉、抽搐，有时还会感觉到皮肤上有昆虫爬行。出现震颤性谵妄的人中，有 5% 到 15% 的人会死亡，酒精戒断症状非常严重，尤其是那些饮酒量大的人。

其他可能由酒精引起或加重的病症包括：皮肤问题、肢体颤抖、高血压、食管反流、胃溃疡、胃炎、某些器官的内分泌功能降低、自身免疫性疾病、痛风和血液病。总的来说，酒精无疑是最危险的药物之一，而慢性酗酒是一种不良的生活方式。少量或中度饮酒的确实有益，可以降低人们患心脏病的风险和防止心脏病发作致死，以及降低患中风、胆结石甚至糖尿病的风险。但是，如果个体不能限制饮酒，并有越喝越多的倾向，也许受其危害的风险会超过潜在的益处。医生可以为人们提出有关饮酒的有益指导。

本书已在前面讨论过滥用性药物会干扰正常的神经传导，酒精同样如此。酒精会影响一些神经传导系统，尤其是一种抑制性神经递质——γ-氨基丁酸（GABA）。γ-氨基丁酸受体有几种亚型，而酒精会提高 γ-氨基丁酸受体的功能。酒精还会阻断一部分谷氨酸受体，这种谷氨酸受体是一种兴奋性神经递质，其抑制增强和兴奋阻断都是酒精抑制作用的基础。研究者也已经注意到，酒精与其他神经递质（如乙酰胆碱和5-羟色胺）也有一些相互作用。

尼古丁

当我们说到尼古丁时，我们基本上是在讨论吸烟，因为尼古丁是香烟中的成瘾性成分，它可以促使人们重复吸烟。实验表明，人们通过调整吸烟频率使自己血液中的尼古丁保持一定水平，以此来达到奖赏效果。通常，人们在抽第一支烟时会产生负面反应，如喘不过来气和胃部不适，但继续抽烟的话，这些负面感觉会逐渐消失，成瘾性尼古丁开始控制人们。尼古丁会刺激神经递质的乙酰胆碱受体，特别是烟碱受体。这些受体在受到刺激后，引起伏隔核的多巴胺释放。人们在使用其他成瘾药物时，也常常能感受到这种药物对神经系统产生的效果。

与其他药物相比，尼古丁对行为产生的影响比较微妙，也不那么令人担忧。尼古丁可以缓解焦虑和压力，降低人们的攻击性和愤怒，产生一种放松和兴奋的愉快状态。这些效果往往是积极的，但人们对吸烟产生的依赖性也显而易见。事实上，动物和人类都会通过自主给药使用尼古丁，并会产生耐受性。尼古丁也存在戒断症状，吸烟者试图戒烟往往也会引起复发，吸烟者中大约有三分之一到一半的人最终都会变成依赖者。

吸烟的戒断症状包括渴望和抑郁，一些吸烟者可能试图通过吸烟来缓解自己的抑郁。其他戒断症状包括体重增加、失眠、焦虑、易怒、不安和注意力难以集中等。吸烟现象非常普遍，我们中绝大多数人都认识经历过尼古丁戒断症状的朋友或家庭成员。吸烟比单纯摄入尼古丁问题更大。我们的肺部由于烟雾和一氧化碳而受到严重损害，其他器官也受到吸烟的影响。多萝西·哈苏卡米（Dorothy Hatsukami）博士及其同事们指出：即使每个个体实际的抽烟程度相同，其肺部吸收毒素的水平也存在个体差异。[1]因为对一个严重的抽烟者来说，自己感觉一般的吸烟水平对另一个人来说并非如此。表 11-1 中描述了吸烟带来的致命性损害。幸运的是，法律已经确定通过提高香烟的价格来降低香烟的可得性。其他法律则要求香烟制造商在每个香烟盒的包装上都宣传抽烟会提高患癌症风险的提示。对公共健康来说，人们针对尼古丁依赖进行的治疗至关重要，我们在第 13 章中会对此进行讨论。

表 11-1　　　　1997 年 ~2001 年吸烟导致不同性别人群的死亡情况

死亡原因	男性	女性
癌症	104 219	54 310
心脏病	84 367	53 612
肺部疾病	54 319	47 135
生育问题	523	387
二手烟	15 536	22 576

注：癌症包括口腔癌、食道癌、胃癌、胰腺癌、气管癌、宫颈癌、泌尿系癌和白血病等。心脏疾病包括缺血、动脉硬化、动脉瘤等。肺部疾病包括肺炎、流感、支气管炎、肺气肿和慢性气道阻塞等。出生问题包括短孕期、低出生体重、呼吸窘迫综合征和婴儿猝死综合征等。二手烟致死包括肺癌和缺血性心脏病等。吸烟导致死亡的总人数超过 435 000 人。除了这些吸烟导致的死亡，吸烟还会造成很多痛苦和相关治疗费用。

正如第 4 章中所提到的，尼古丁会作用于神经递质乙酰胆碱受体。从历史上看，乙酰胆碱是人类发现的第一种神经递质，它打开了通往大脑的通道，并带来了许多重大发现。乙酰胆碱作用于两种受体类型：烟碱受体和毒蕈碱性受体。最初，人们使用烟碱和毒蕈碱这些物质发现了两种亚型，烟碱和毒蕈碱都是从植物中提取的，并以此给受体亚型命名。烟碱受体是离子通道受体，毒蕈碱受体是 G-蛋白偶联受体（见图 4-2）。

大麻

想象一下，有几个学生正在准备考试。他们在复习间隙休息了一会，抽了根大麻。他们说这样能让自己放松，在考试时不紧张并表现得更好。他们充满信心地回去学习。他们这样做得对吗？

大麻是使用最广泛的非法毒品。美国国家药物滥用研究所最近的一项调查发现，超过 20% 的高中毕业生在过去 30 天内使用过大麻！我们对上段描述进行呼应，提出的问题是，使用大麻是否会影响学生的表现。人们通常通过抽烟或使用大麻来获得兴奋的感觉。大麻的主要活性成分是 δ-9-四氢大麻酚（delta-9-tetrahydrocannabinol，delta-9-THC），但也有可能是其他物质，如大麻二醇（cannabidiol）。在过去几十年里，这种药物的强度或比例增加了，这大概是因为人们对其成分进行了选择。人们已经知道了几种不同的植物菌株。屈大麻酚（合成的 THC，其专有的名字是屈大麻酚）是一种市售药品，用于刺激食欲，减少呕吐。大麻则是这种药品更纯粹的植物提取物，人们通过干燥、压缩和熏制屈大麻酚的方法来获得植物树脂分泌物。δ-9-四氢大麻酚和其他成分作用于内源性大麻素受体（和其他的一些物质统称为内源性大麻素），这是大脑内部产生的一种天然的神经递质。

消遣性剂量的大麻产生的心理效应包括欣快感、幸福感和放松，但也会出现负面影响，如定向障碍、注意力不集中、学习记忆障碍、镇静、惊恐反应和偏执等。大麻产生的生理影响众所周知，包括眼睛泛红、口燥咽干、"饥饿感"（食欲增加）、血管舒张、心率增加、尿潴留、便秘、身体协调能力丧失等。人们已经报道的大麻戒断症状包括渴求、心境变化、头痛、体重增加、睡眠障碍等。[2] 有趣的是，人们摄入大麻所吸入的焦油量和一氧化碳量是吸烟者的 3 倍至 5 倍以上！ 2005 年至 2007 年的全美调查表明，人们吸食大麻的持续时间与支气管炎、肺癌、焦虑、抑郁、性传播疾病之间存在正相关。[3]

我们回到本章开头描述的学生，你在学习时吸大麻会有帮助吗？不，没有帮助。正如前面所提到的，药物的作用包括损害注意力、学习能力和记忆力。对学生们来说，吸大麻造成的后果更糟。我们来看看这项已经发表的研究，一个有关允许飞行员吸食大麻以测试其影响的实验。飞行员们抽一支含 20 毫克 δ-9-四氢大麻酚的香烟，然后，人们在飞行模拟器上测试其表现。这种吸食大麻造成的损伤长达 24 小时（一整天）。最终，药物的作用确实能消失，但却需要花费很长时间。[4] 所以，一定要小心！这种损伤会持续很长时间。如果要求某人完成一项有难度的任务或工作，或者履行作为一位家长的角色，他能承担这样的风险吗？有人可能会说，飞行员服用的剂量高于一般吸食大麻的情况，或者飞行模拟器对其特别敏感等。然而，这种吸食大麻造成的危险是真实存在的。

"医用大麻"是一种在医生推荐下可以使用的药物，它的成分是植物提取物。人们记载的大麻使用效果包括减少恶心和呕吐、刺激食欲并减少青光眼的症状。还有，最近有研究尝试使用 THC 治疗各种癌症、阿片类药物依赖甚至阿尔茨海默病。使用大麻或其中某些部分作为药物治疗疾病，这种方法在某些领域还存在争议。

可卡因

精神分析学派创始人西格蒙德·弗洛伊德是第一批使用可卡因进行实验的科学家之一，这些可卡因来自古柯树的叶子。弗洛伊德对药物的刺激性特征印象深刻，因为这些特征与酒精和阿片类药物的镇静性作用相反。据说，他提出可以使用可卡因作为解毒剂来治疗酒精中毒或阿片成瘾。他甚至向一些接受自己建议的朋友提出了这一建议。不幸的是，当他发现可卡因的成瘾性时，他意识到了自己的错误。这强调了一个事实，即尽管不同的成瘾药物可以有不同甚至相反的急性作用，但它们都具有相同的成瘾性。幸运的是，现在我们给人类使用药物之前，可以先在动物身上进行成瘾性行为实验，以帮助我们发现可能上瘾的物质。

人们咀嚼古柯叶的叶子时，其中的可卡因可以被口腔所吸收，虽然这点很难受到人们关注。当人们使用粉末这种更纯净的形式时，就能通过鼻子吸入、直接吃、溶解并进行静脉注射等方式获取可卡因。静脉注射是经验丰富的可卡因使用者的首选方式，因为它更容易产生一种高潮袭来的快感。人们使用快克可卡因或可卡因的自由基形式，主要是通过吸入方式获取，因为加热容易使可卡因蒸发。吸食和静脉注射毒品是使大脑中迅速产生高浓度药物水平的最有效的方法：静脉注射能将药物有效地输送至大脑；吸食能将药物有效地从肺部转移到血液，然后再将其转移至大脑。

可卡因注射后的急性反应包括产生兴奋感、幸福感和自信心，并有提高警觉性的表现，使心率和血压升高。高剂量的可卡因会产生欣快感，这往往是吸毒者要达到的目标，而反复使用可卡因会导致焦虑、偏执、精神

病和成瘾。戒断，也被称为"失落感"，包括疲劳、抑郁、焦虑和渴求药物。其他重要的可卡因中毒性反应包括心律不齐和其他心脏问题，因为可卡因会使血管收缩，从而导致缺氧以及癫痫发作，血压升高也会增加中风的风险。通常，人们会和其他药物一起使用可卡因。使用者有时在可卡因中添加酒精进行混合，以减少许多可卡因使用者出现的烦躁不安的症状。出于类似的原因，也有人将可卡因与海洛因一起使用。

在大脑的神经递质水平中，可卡因锁定了多巴胺、5-羟色胺和去甲肾上腺素转运蛋白，从而增加神经递质在突触中的数量，增加神经递质在突触中的活性（见图4-4）。但是，可卡因的成瘾性仅表现在锁定多巴胺转运蛋白这方面。[5]我和玛丽·丽思（Mary Ritz）博士等人一起发现了可卡因的这个特性，我们在自主给药的研究中发现，最有效的类可卡因成分对锁定转运蛋白也最有效，反之亦然。这项研究包含了许多人的研究成果，其中包括罗伊·瑞斯（Roy Wise）博士和尼克·苟德思（Nick Goeders）博士，他们的研究表明，多巴胺是可卡因和其他兴奋剂的重点目标。[6]

甲基苯丙胺

甲基苯丙胺（也称为曲柄或冰毒）已经存在多年，并已被用于治疗肥胖、注意力缺陷多动障碍（ADHD）、嗜睡等疾病。它的商品名包括去氧麻黄碱（Adipex）、盐酸脱氧麻黄碱（Desoxyn）和梅太德林（Methedrine）。它也是一种主要的滥用药物，同样具有危险性。甲基苯丙胺的滥用确实非常严重，部分原因在于其具有高度成瘾性；部分原因在于其合成非常容易，甚至在厨房里就能完成药物合成过程。这种药物不仅有毒，而且其合成或所谓的"烧制"过程非常危险，有很多严重烧伤和受伤的事例都发生在制作这种药物的过程中。这种物质与安非他明非常相似，但效果不同。甲基苯丙胺比安非他明更容易进入大脑，从而导致更多的多巴胺被释放到突触，并能引起比可卡因更多的精神病性症状。它也和帕金森病的发展有关。它的精神兴奋作用类似于其他兴奋剂（如可卡因和安非他明），包括提高警觉和使人清醒、兴奋、欣快，提升心境。[7]

甲基苯丙胺的毒性具有一个突出的特点：它能严重损害甚至破坏大脑中含多巴胺和血清素的神经元。琼·路德·卡德特（Jean Lud Cadet）博士、安妮特·弗雷肯斯坦（Annette Fleckenstein）博士、赛义德·阿里（Syed Ali）博士、杰瑞·梅耶（Jerry Meyer）博士和其他研究者进行了很多有关甲基苯丙胺如何产生毒性并对神经元造成影响的实验研究。甲基苯丙胺对怀孕也有严重的影响，包括会缩短怀孕时间和导致初生儿出生体重偏低。服用甲基苯丙胺的孕妇生育的后代可能会在出生后出现神经系统方面的症状，甲基苯丙胺的使用者也可能出现浮夸且偏执的妄想、幻觉和思维混乱，以上状况的持续时间可以从数小时到数天不等。使用甲基苯丙胺也经常会出现烂牙的症状。甲基苯丙胺的戒断症状非常严重，包括抑郁、焦虑、疲劳、渴望、过度睡眠、失去快乐感、注意力不集中等。戒断症状的急性发作被称为"失落"。

尼克·雷丁在《毒品陷阱》一书中生动地描述了作者所认为的冰毒毒性。

贾维斯只是众多传奇人物中的一个，他靠冰毒保持兴奋长达28 天。我遇见他时，他已经心脏病发作了 4 次，睡不着觉，没有食欲。他的牙几乎掉光了，剩下的牙都是又黑又烂的。他几乎总在忍受疼痛：肌肉酸痛，关节僵痛……他的一个（孩子）出生于他使用静脉注射甲基苯丙胺的高峰期，导致这个孩子 10 岁时就开始戴着结肠瘘袋。因为制作毒品实验爆炸导致手指粗节，贾维斯没法自己注射毒品，他就自学如何控制吸管和打火机，以便继续过自己的冰毒瘾……

正如前面已经指出的，甲基苯丙胺通过命中多巴胺转运体产生成瘾性效果。然而，与可卡因不同的是，可卡因仅仅阻断了多巴胺的摄取，并不促进其释放；而甲基苯丙胺既阻断多巴胺的摄取，又促进神经递质的释放。甲基苯丙胺还阻断了 5-羟色胺和去甲肾上腺素转运蛋白，从而产生其他效应。例如，甲基苯丙胺阻断了去甲肾上腺素转运体，增加去甲肾上腺素的可用性，从而使血压增高。

没有专门写安非他明是因为其类似于可卡因和甲基苯丙胺，它影响神经细胞的方式与甲基苯丙胺相同。

阿普唑仑、安定等镇静剂

苯二氮类药物（benzodiazepines）是世界上应用最广泛的重要药物中的一类，这类药物是具有特定化学结构和性质的药物的通用化学名称，其商品名包括阿普唑仑（Xanax）、克诺平（Klonopin）、安定（Valium）和劳拉西泮（Ativan）等。它们被用作镇静剂、睡眠诱导剂或安眠药。镇静剂能够减少焦虑，有镇静作用；睡眠诱导剂引发睡意，促进睡眠。该类别中的每种药物都可以用作镇静剂和睡眠诱导剂，唯一不同的是其使用剂量。使用睡眠诱导剂需要比镇静剂更高的剂量。这类药物过量也相对安全，并且已经取代了更古老的（如巴比妥类）药物。有时，人们在各种诊断或外科手术前对患者使用这些药物，可以使其产生镇静和遗忘效果。

这些药物产生的副作用与人们对使用镇静剂的预期相同，包括反应时增加、心理和运动功能降低、健忘和出现意外事故。为了治疗焦虑，患者在白天服用这些药物时要特别小心剂量，因为药物可以产生过度睡眠。一些药物使用者服用药物来获得兴奋，而另外一些人服用药物来治疗因使用其他药物所带来的焦虑和烦躁。人们长期使用这种药物，如果超过几个月就会导致上瘾。戒断症状包括焦虑、躁动、睡眠障碍、肌肉痉挛和头晕等。然而，如果成瘾者使用药物的剂量较高，也可能导致癫痫发作和谵妄。

像酒精一样，这类药物作用于 GABA-A 受体。它们并非自己刺激受体，而是提高自然产生的神经递质 GABA 的活性。滥用酒精的患者也更容易滥用苯二氮类药物。

奥施康定和其他阿片类药物

奥施康定（Oxycontin）是一种常见的滥用药，属于同时含有海洛因和吗啡的阿片类药物。人们可以合理使用阿片类药物用于治疗疼痛，它是这一治疗领域的支柱性药品。但是，这类药物在改变痛苦的神经系统的同时也能产生欣快感和幸福感，从而导致滥用和成瘾。该类药物也会让人出现耐受性，如果停止使用药物，人们会有非常明显的戒断综合征。阿片类药物会使人产生一些不舒服的反应，包括恶心、呕吐、过于镇静，特别是在人们没有上瘾或没有用其治疗疼痛时。

这组化合物具有重要的医学价值，人们已经生产出许多不同种类的阿片类药物用于人类个体的治疗。海洛因是最危险的一种阿片类药物，它很快就能转化为活性代谢物，迅速进入大脑，产生一种强烈的愉悦感，然后给人一种平静感。海洛因的戒断症状包括渴望药物、焦虑、失眠、烦躁不安、抽筋和肌肉酸痛等，戒断症状会持续 5~10 天，虽然其通常不会危及生命，但会令人非常难受。过量使用海洛因非常危险，如果因对其过量使用而导致死亡，通常是由于呼吸抑制。街头海洛因成瘾者的死亡率非常高，其他毒品使用者也同样如此。阿片类药物常与其他药物一起使用。例如，阿片类药物往往和可卡因混合在一起 [这种混合毒品被称为快球（speedball）]；或在摄入可卡因后使用，用其平衡使用可卡因带来的躁动和易怒。

注射阿片类药物（或其他药物）的使用者容易因使用不洁针头导致严重感染。包括严重的皮肤脓肿、肝炎、结核病和艾滋病。他们也是性传播疾病的高风险人群。阿片类药物的作用是刺激阿片肽神经递质（如脑啡肽、内啡肽受体），这些都是大脑中自然产生的化学物质。

迷幻药和"俱乐部"药物

迷幻药（ecstasy），有时被称为 X。它是一种有趣的物质，既像可卡因和安非他明那样具有刺激作用，也像致幻剂那样具有致幻效果。它主要受到年轻吸毒者的欢迎，经常被用在狂欢舞会上，这种行为又被称为锐舞（raves）。迷幻药曾被认为可用于心理治疗，以促进患者的同情心和洞察力，但这种治疗方法缺乏有力的证据支持，迷幻药的实验室名称是亚甲二氧甲基苯丙胺（MDMA）。

据报道，迷幻药的效果包括使人产生同理心、洞察力、感觉与他人亲近等。但心理测试显示，它也会增加抑郁、焦虑、冲动、敌意等情绪。它的毒性是严重的，对动物的研究表明，它似乎会永久性地损害或破坏含有血清素的轴突和神经末梢。佩里·伦肖（Perry Renshaw）博士、斯科特·卢卡斯（Scott Lukas）博士和其他研究者发现，迷幻药滥用者的大脑皮层区域比正常人的小。[8] 有些自相矛盾的是，一些研究结果表明，迷幻药滥用者的行为似乎并不存在问题，但问题是，其大脑发生的变化可能预示着其未来会出现重大问题。虽然迄今为止，使用迷幻药还没有成为一个严重的成瘾问题，但以后可能会。使用迷幻药会使人心率加快、血压升高，人们也有因过量使用迷幻药而导致死亡的案例报告。迷幻药会对大脑产生不同影响。它会阻止 5-羟色胺转运蛋白运输，导致神经递质改变，还可以和多种神经递质受体结合。甲基苯丙胺和苯丙胺与迷幻药的情况基本类似，苯丙胺类还有其他滥用药。例如，亚甲二氧苯丙胺（methylenedioxyamfetamine，MDA）和迷幻药具有相似的性质。

迷幻药和包括 γ-羟基丁酸、氟硝西泮、氯胺酮在内的其他物质都被称为俱乐部药物。γ-羟基丁酸和氟硝西泮（迷奸药）是镇静剂，它们会使人产生无意识状态和遗忘；氯胺酮会歪曲人们的知觉和感受。它们之所以被称为俱乐部药物，是因为人们有时在舞厅、酒吧、聚会和其他集会中会大量使用这类毒品。

苯环己哌啶

苯环己哌啶（phencyclidine，PCP，也被称为天使粉或火箭燃料）是一种人工合成的物质，它原本被用作麻醉剂，但由于会产生负面的心理影响，它未获批准在人类中使用。它又被称为解离性药物，因为它会产生分离感和与环境失联的感觉，还会导致视觉和听觉的歪曲，以及产生类似精神分裂症的混乱思维。为此，人们给动物注入苯环己哌啶被认为是研究这种疾病的模型。高剂量使用苯环己哌啶会产生激越，以及造成具有潜在生命威胁的癫痫发作和呼吸抑制。有些新闻报道中描述，那些吸毒者的过激行为和怪异的暴力行为。例如，一个传闻中描述，一个使用苯环己哌啶的男子弄断了自己的两个手腕来试图摆脱手铐。另一个奇异的事件讲到，一个使用苯环己哌啶的男性把自己的脸切掉一部分喂狗，其中包括他的鼻子、嘴唇和耳朵！[9]虽然这些行为可能是因为吸毒者具有反社会人格倾向，或其原来就患有其他精神疾病，但同样也可能是由于吸毒所导致的。苯环己哌啶也是一种危险的物质，在使用者身上，人们在微观层面发现有神经毒性损伤的现象，它也可能导致人们持久性的脑损伤。苯环己哌啶会通过阻断神经递质谷氨酸受体 NMDA 亚型而发挥作用。

咖啡因

我们认为咖啡因并不是一种滥用性药物，但它确实会使人产生沉醉和戒断症状。咖啡因或许是世界上使用最广泛的精神活性物质（改变心情）。它是一种兴奋剂，但又不同于可卡因之类的兴奋剂，因为两者的作用机制完全不同。咖啡因并不直接影响多巴胺系统，相反，咖啡因阻断了另一种神经递质腺苷（adenosine）的受体亚型。

咖啡因是一种温和的兴奋剂，广泛存在于咖啡、茶、苏打水、巧克力和一些药品中。它能增加人们的警觉性，使人清醒，产生能量增加的感觉。它在提升反应和反应时间的同时，还会提高认知功能。咖啡因在合理的使用范围内是安全的，如果你所乘飞机的飞行员喝了杯咖啡，你不会介意。然而，如果他摄入的咖啡因太多——3 杯以上，就会出现不舒服的症状，包括不安、紧张、焦虑、失眠、高血压、尿频和胃痛等。人们使用较高剂量的咖啡因会导致肌肉抽搐、心跳加快、心律失常、思维混乱。根据人们目前大量饮用能量饮料的趋势，人们有些担心使用咖啡因可能会使这种危险程度增加。

咖啡因的使用也会出现耐受性，在喝咖啡因一段时间后，你可能需要更多的量来获得相同的预期效果。你在习惯每天只喝一到两杯时突然停止摄入咖啡因，就会产生戒断症状，其中主要包括疲劳和困倦。平时咖啡因使用量较高时，戒断也可能出现头痛、恶心、呕吐等症状，但这很少见。

几乎没有咖啡因使用者会报告自己失去控制，或自己很难停止摄入咖啡因，因此它并未被列入成瘾性兴奋剂中。[10]

▶ 小结

　　本章讨论了 7 类滥用性和成瘾性药物，它们对身体和大脑产生了许多其他影响。虽然成瘾是使用药物的一个严重后果，但使用药物的同时还有其他同样严重的后果。因为每类药物之间各不相同，每类药物中的每种药物也有所不同，它们有许多不同的副作用。这些副作用有些不易察觉，如使用大麻后认知能力降低；有些则有严重的有害反应，如吸烟后会增加患呼吸道疾病和癌症的风险。虽然医生为治疗各种疾病使用的治疗药物也有副作用，但当病人出现问题时可以停止服药，但成瘾者不会停止服药。如果成瘾者忍受药物的副作用，问题可能会变得更严重，最终发展成为一个慢性问题。因此，每个人除了认识到成瘾的威胁外，认识到药物具有的危害和可能危及生命的特性也非常重要。

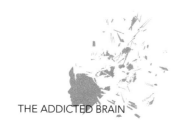

第 12 章　女性和青少年

一个绝望的年轻女子使用快克可卡因成瘾多年，她正在考虑进行第二次治疗，上一次治疗并没有达到效果。"也许，我只是没有准备好，"她说，"我有种不合理的恐惧，担心体重会大幅增长。我使用快克可卡因时体重开始减少。超重对我来说是一个终身问题，我很难应对它。"此外，她的治疗小组中男性多于女性。"不管是否这样，男性对我担心的问题似乎并没有多少同理心。"她也觉得自己对这一话题和相关问题的反应和男性有些不同，于是她出于情感退出了治疗小组。"我从不对老年人抱有信心，出于个人原因，我还有点害怕他们。"但是这次在朋友的建议下，她决定寻找一个专注于女性的治疗小组或项目。"也许这微不足道，但我现在真的需要帮助。"

最近流行的一本书里说，男人和女人来自不同的星球！当然，男性与女性在许多方面明显不同，而另外一些不同则不太明显。甚至，我们的大脑从年龄很小时尺寸就略有不同。没有数据告诉我们大脑尺寸的微小差异是否会赋予不同性别的特殊属性，也没有理由假设确实如此。毕竟，有证据表明，尼安德特人（Neanderthal）的成人大脑尺寸比我们的大。[1] 但大脑尺寸差异只是强调性别差异的普遍性，虽然这种差异可能很小。

多年来，许多研究结果表明，男性和女性对药物的反应存在重要差别。女性酗酒者比男性的饮酒年龄更晚。因为，有人认为，处于同一年龄段治疗中的男性和女性相比，女性酗酒的发展更快。女性酗酒者每周饮酒少于 9 杯，男性则多于 16 杯。对于饮酒的原因，女性比男性更有可能报告过去发生的压力事件，更有可能诊断出其他问题，尤其是抑郁症。她们尝试自杀的次数也比男性或非酗酒女性高（是非酗酒女性的 4 倍）。

女性和男性使用非法药物的结果大致相同，但也有一些差异。因为药物依赖问题，参与治疗的女性比男性更年轻。她们比男性更倾向于自愿接受治疗，而且更可能报告自杀尝试。女性更倾向于认为压力和焦虑是药物复发的原因，而男性更倾向于为了寻求药物使用的愉悦效果而复发。美国国家药物滥用研究所进行的一项全国性家庭调查表明，青春期女性对可卡因的依赖高于男性，且使用的药物剂量更低，但出现的症状更多。后者表明，女性对可卡因比男性更敏感。在使用大麻和鸦片的人群中，女性比男性成瘾更快。对于吸烟，女性有更高的成瘾率，她们对尼古丁更敏感；女性对尼古丁的使用剂量比男性低，但出现的症状更多。这些因药物成瘾接受治疗的女性更关注自己的体重增加，并更希望在纯女性的治疗小组中接受治疗。

女性和男性的药物使用体验也有所不同。女性通过鼻饲摄入可卡因后，会比男性更紧张，体验到的兴奋感更少。她们会花更多的时间去感受使用一次可卡因剂量的效应，并对可卡因的相关线索表现出比男性更强烈的渴望。也有报道说，女性使用的药物比男性多。

与男性相比，女性对某些药物表现出不同的行为模式和反应，所以引起药物成瘾的大脑区域可能会存在性别差异。显然，这为我们提出了一个问题：是否需要专门针对女性的需求来调整治疗方案，以达到最好的效果？[2]

实验室研究结果的支持

由于这个话题的重要性，人们进行了许多支持性别差异的、有趣的实验室研究。例如，在自主给药后，雌鼠比雄鼠表现出更强的行为反应。想要产生同样的反应，雌鼠需要更低的剂量；另外，它们的反应持续时间也更长。在可卡因自主给药的研究中，雌鼠比雄鼠摄入可卡因的速度更快，使用也更频繁。人们对阿片类药物的使用也表现出性别差异。安·墨菲（Ann Z. Murphy）博士及其同事注意到，使用吗啡治疗疼痛时，男性比女性更有效。有趣的是，人类的大脑下部和脊髓的疼痛通路在解剖特征上也存在相应的性别差异。

当我们讨论药物使用时，女性与男性存在差异，这点毋庸置疑。问题是为什么会存在这些差异？人们最容易想到的答案是，女性的荷尔蒙与男性不同。雌性激素（estrogen）是女性激素，睾酮（testosterone）是男性激素。人们对药物使用存在性别差异是基于荷尔蒙的差异吗？现在，我们很清楚，雌性激素是女性对可卡因和其他药物敏感的关键因素。这点我们已经在控制雌性和雄性激素水平的动物基础研究中得到证明。消除或降低雌性激素最有效的方法是通过手术切除卵巢；同样，去除睾丸也能有效降低或消除睾酮。如果切除卵巢有效果，那么还有一种方式能够确定雌性激素是否有影响，就是给动物注射雌性激素。表 12-1 给出了许多有关此类研究的实验数据，表示了含有 / 不含雌性激素和睾酮的动物吸食可卡因的量。

表 12-1　　　　　　　　　雌性激素对可卡因摄入的影响

动物类型	可卡因摄入
OVX+E	14.4**
OVX	11.0**
CAST	8.0
SHAM（雄性）	7.5

注：人们通过手术控制动物体内的雄性激素或雌性激素水平，可以测试性激素对各种过程的影响。切除卵巢（OVX）可以清除雌性体内循环中的雌性激素，切除睾丸（CAST）则可以去除雄性体内的睾酮。在卵巢可以改变动物行为的情况下，我们可以通过给动物增加雌性激素（OVX+E）来测试这种变化是否由雌性激素（E）带来。另一个适用的比较组是切除睾丸（SHAM），这组老鼠进行了某种非切除性手术。数据表明，切除睾丸和雄性手术组并没有统计意义上的显著差异，表明睾酮对可卡因的摄入量没有影响。切除卵巢组的动物摄入了比雄性更多的可卡因，这是一个已知的性别差异。雌性激素也有相关效应；当给予雌性激素时（OVX+E），可卡因的摄入（0.4mg/kg）量进一步增加。星号表示了统计意义上的差异：一个星号表示切除卵巢组的雌性比切除睾丸 / 切除睾丸组摄入了更多的可卡因，两个星号表示增加雌性激素组的雌性摄入的可卡因比其他所有组都高。

雄性（SHAM）组做了手术，没有任何器官被切除，但却和切除睾丸（CAST）组的雄性消耗了大约相同数量的可卡因（见表 12-1）。因此，睾酮似乎并没有影响药物使用。但控制雌性激素（E）水平却出现了明显的效应，切除卵巢（OVX）的雌性比雄性摄入了更多的可卡因，这一结果与已有的研究结果相同。在很多情况下，女性比男性摄入了更多的可卡因。当给雌性补充额外的雌性激素（OVX+E）时，它们会摄入更多的可卡因。这一结果清楚地表明，雌性激素会影响可卡因的摄入量，人们已经在多个实验室里进行了多次实验，均得到了类似的结果。因此，至少在某种程度上，荷尔蒙会影响女性的可卡因摄入量。

因为可卡因和雌性激素可以在大脑的多个区域发挥多种作用，新的问题是：雌性激素应该在大脑的哪个区域发挥作用？基于已有的知识，可卡因通过提高大脑突触中的多巴胺水平发挥作用，问题始于雌性激素也是通过多巴胺来发挥作用吗？原来，切除卵巢会减少多巴胺的释放，但切除睾丸组却没有发挥作用。由此看来，雌性激素会影响大脑中多巴胺的释放。现在的问题是，雌性激素如何影响多巴胺？雌性激素会对多巴胺神经元中的雌性激素受体造成直接还是间接的影响？人们正在探索这些问题的答案。吉尔·贝克尔（Jill Becker）博士及其同事们也注意到，使用可卡因存在的性别差异并不完全归因于多巴胺，肯定还有其他因素使大脑存在差异。[3] 通过更多的研究，总有一天，我们将会对两性的大脑具有对药物的不同易感性的更好认识。

治疗也应当存在差异

在一个关于美沙酮（methadone）维持治疗方案的性别差异比较中，人们发现，有时女性比男性更容易复发，也许应该更多地关注和研究女性群体的复发因素。目前，人们治疗海洛因依赖主要使用两种药物：丁丙诺啡（buprenorphine）或美沙酮，两性群体对它们的反应也存在性别差异。这些差异的确切性可能会影响人们对女性进行药物治疗时所使用的方式。在一个吸烟者的治疗方案（一种尼古丁替代程序）中，与男性相比，更多女性认为尼古丁吸入器更有效。回想一下，人们用吗啡治疗疼痛，这种治疗方法对男性来说更有效。

总体来说，人们对治疗的反应存在性别差异。[4]这表明在治疗中，人们应该强调性别差异的重要性。未来进行的研究和治疗方案的改进，特别是在性别特异性和效果提升方面的改进，应该使两性群体均能受益。无论如何，如果你是女性，针对你进行的治疗似乎并不像给男性治疗那样顺利，但请不要放弃。你应该继续努力尝试，寻找解决方案。

青少年

青少年的大脑还尚未成熟（见图 12-1）。在整个青春期，青少年的大脑会继续发育。特别是大脑的额叶区域，额叶对人们进行判断和做出适当的决定至关重要。[5]青少年的额叶尚未完全发展，如果持续使用药物会破坏正常的额叶皮质功能，这两方面对成瘾来说非常关键。我们在有关易感性的章节中已经指出，人们的药物使用开始得越早，以后成为成瘾者的可能性就越大（见图 8-3）。出于多种因素，如遗传、药物使用家族史、人格因素、出生缺陷、共存的情绪问题（如品行障碍），一些儿童和青少年似乎是药物滥用的高风险人群。青少年会滥用一些药物，大麻是这个年龄段最常用的非法药物之一。青少年和儿童往往也会使用吸入剂这类毒品。青少年酗酒被认为是一个重要问题，它与青少年过早死亡、犯罪、意外怀孕和性传播疾病有关。人们对儿童和青少年使用治疗性药物（如抗抑郁药）备受关注，因为这些药物可能存在长期持续的副作用，其父母也非常担心药物使用的不确定性和毒性。因此，药物滥用研究人员对青少年阶段给予特别关注是非常有必要的。青少年在青春期造成的危害可能会持续终身。

额叶

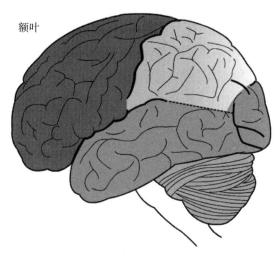

图 12-1　与成人相比，青少年的大脑额叶尚未成熟

注：额叶（阴影区域）构成了大脑前部。许多研究表明，与成人（23 岁~30 岁）相比，青少年（12 岁~16 岁）的额叶并没有发育成熟。额叶皮层具有判断和执行功能，这些功能比大脑其他大多数功能发育得更迟缓。在使用猴子作为被试进行的一项研究中，其额叶皮质中多巴胺能神经元的神经支配发育一直持续到其青春期和成年早期。[6]

我们了解到，青春期（青少年期）是人类药物滥用的重要易感期。这可能是由于许多因素造成的，其中包括大脑尚未发育成熟和同伴的群体压力。一个有趣的发现是，青春期的大脑似乎对奖赏更敏感，十几岁的青少年可能想获得更多的奖赏性物质。例如，在一个以老鼠为被试进行的研究中，人们让老鼠获得对动物有益的甜炼乳（sweetened condensed milk, SCM）。这个实验包括停止点，它指的是我们在前面讨论过的作为一种奖赏的测量。总体来说，这个研究中的数据（见图 12-2）表明，青春期的老鼠会比成年期的老鼠摄入更多的炼乳。与成年期的老鼠相比，青春期的老鼠会觉得炼乳更诱人？大概是这样。这就是大脑本身所造成的差异，但我们并未完全理解它。与其相关的一点是，食物属于自然奖赏，而在食物与药物共用的大脑中有许多相同的神经通路。正因为如此，与食物有关的研究数据往往能引起药物研究人员的关注。

我们不禁想到图 8-4。对于相同的刺激，年轻人的多巴胺神经元会比成人的反应更快，青少年对奖赏的反应与成人不同，这点已经被许多方式所证明。年轻的动物会表现出较高的药物摄入量，需要我们的进一步实验来揭示这种摄入量提高的根本原因。此外，人们获得的青春期易感性动物模型可以帮助我们检验药物，以获得可能对青少年特别有效的药物。人们先观察到人类群体中存在的问题，然后建立和检验相关问题的动物模型，这是人们进行研究的强有力的组合方法。

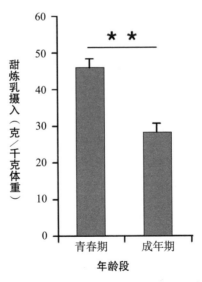

图 12-2　青少年比成年人寻求更多的奖赏

注：使用老鼠进行的研究检验了青春期和成年期老鼠的甜炼乳（SCM）摄入。青春期老鼠（日龄 40 天~60 天）与成年期老鼠（日龄 90 天）相比，炼乳摄入显著增加。

这可能有助于解释与其他年龄段相比，人类青少年药物使用易感性更高的原因。条形图上的星号表示两组老鼠在统计意义上表现出显著差异。对动物来说，甜炼乳是一种高度奖赏性物质。

老年人

我们在前面的讨论中证明，滥用药物治疗系统中某些群体患者——女性和青少年存在特殊问题。老年人也有一些独特的问题。老年人滥用酒精和药物被称为隐形流行病，因为我们对这个群体的药物使用知之甚少，还有其他因素也值得我们关注老年人用药。老年人的酒精（和其他药物）新陈代谢较慢，这意味着与年轻人相比，其使用较低剂量的药物产生的影响更大。老年人体内所含水分总量较低，由于酒精占据了这个空间，因此老年人少量饮酒就会在大脑中产生较高的浓度，高浓度的酒精对大脑的影响更大。老年人往往有更多的慢性健康问题，慢性酒精使用会使这些问题恶化。例如，随着年龄的增长，老年人的头脑敏锐性降低，酗酒会使这种情况变得更糟，并且在老年人酒精使用量较低时就会发生。此外，研究发现，酒精会使老年人的抑郁症变得更糟。

▶ 小结

在多个年龄组中，女性使用多种药物的效果和毒性与男性存在显著不同。不仅对患者，而且对治疗他们的人来说，这些都是有用的信息。青少年对药物具有更高的易感性，同时，他们还要经历很长的人生历程，因此他们是人们药物预防工作中特别重要的目标群体。老年人对酒精往往更敏感。人们不同的治疗方案中含有不同的元素，可以用其更好地帮助不同群体的患者。

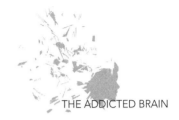

第 13 章　治疗：我如何能好转

> 假设，你已经使用药物好几年了。你的生活一塌糊涂：你的老板质疑你的工作表现和缺勤行为；你的伴侣受够了你，威胁说要离开你；你欠了银行和朋友很多钱。出于绝望，你和自己的家庭医生交流。他已经跟你重复了几个月："这些可以改变。开始治疗！开始治疗！"

　　许多人都因药物使用而陷入绝境，但这些确实可以改变，治疗能够发挥作用。一些人对于治疗意味着什么感到很迷惑。治疗并不意味着他们会被戴上手铐、逮捕、关押、留下犯罪记录、强行戒除毒品，然后被扔回街上。他们从治疗中获得的帮助会比自己认为的多，受到的伤害也比自己认为的少。治疗的有效性有据可查，许多人的生命已经得到挽救。治疗对每个人都有效吗？确实，有些人需要经历几次治疗—复发—治疗的周期才能彻底根治，而有些人可能会放弃治疗或永远得不到充分的治疗。我们可能还不知道如何解决这些问题，但是有关治疗的研究一直在继续，并且持续取得突破。一些因素会影响治疗取得成功，如对药物使用的低依赖性、良好的支持系统、一份工作／职业等。这些并不是治疗绝对需要的条件，但看起来会有些帮助。即使欠缺所有这些要素，我们也可以通过治疗完全康复。

为什么要治疗——因为药物使用代价太过昂贵

药物使用和成瘾会花费巨大的成本。图 1-2 中呈现了药物使用支出的分布情况。如果一个人打算接受治疗，他可能会觉得治疗费用太贵了；但另一方面，他可能更加承受不了不去治疗的后果。此外，许多城市都会提供免费或低收费的治疗，或根据收入进行浮动计费，所以怕花费更多的钱而不接受治疗并不是一个站得住脚的借口。即使治疗费用昂贵，但也比不去治疗便宜。这听起来虽然让人惊讶，但这点已在不同的药物成瘾研究中被证实，如酒精成瘾和可卡因成瘾。我们很清楚药物使用者与其家人和朋友所付出的代价。假设治疗费用和治疗康复率比较合理，那么很明显，治疗的花费会比药物使用少得多。研究表明，与不去治疗的人相比，进行治疗的人 3 年积累的财产是前者的数倍。所以，治疗并不是一种花费，而是一种投资。

什么是成功的治疗

当我们说治疗已经成功时，是否意味着这个病人再也不会使用药物了？是否意味着他已经完全且永久地戒除了药物？当然，如果是这样那就最好了。许多治疗组织（如匿名戒酒团体）的目标是让成瘾者完全戒除药物，但没人否认，这是一个困难的、终生的过程。许多医生认为，这会使药物使用量减少，至少也获得了部分成功。根据本书的定义，药物滥用对人的生活造成了压力与伤害。我们减少伤害，即使不能完全消除伤害，但这也是一件好事。在前面的章节中，我们发现药物会使大脑不堪重负，对大脑系统产生长期影响，并使其发生改变。从这个角度看，成瘾是一种严重的、慢性的、易复发的疾病，康复则是一个充满困难与挫折的过程。人们可能暂时并不能完全戒除成瘾，但是任何一点微小的进步都是有用的。有时，我们取得当下一点很小的进步，它承载了我们对完全戒除成瘾这一重大进步的希冀与期望。

为什么要治疗他们？不过是些瘾君子

这是一个重要的问题，它有关社会对成瘾的看法和观点。大多数成瘾和成瘾者背负污名。许多人都认为药物使用者道德丧失，他们需要觉醒、顿悟或精神上得到重生才能治愈成瘾。许多人认为成瘾是个人的事，因此需要他们自己解决。为什么要管他们呢？应该让他们自生自灭。这些说法多少有点像站在道德制高点上的自以为是。我们在过去几十年里对成瘾的研究表明，成瘾是一种由于生物和环境因素造成的、基于大脑的疾病。从这个角度来看，药品滥用是和其他（如心血管疾病）疾病类似的一种疾病。

心血管疾病通常是指一种动脉疾病——动脉粥样硬化。药品昂贵、治疗程序复杂、病人丧失生产力和担忧都造成了心血管疾病的治疗费用昂贵。心血管疾病病人通常要为自己的疾病承担部分责任，因为他们常常选择久坐不动、吃高脂肪食物。病人可以通过看医生、吃药、锻炼和注意饮食的方法对自己的病情进行部分控制，不健康的饮食、缺乏锻炼以及对健康的漠不关心引发了这种疾病。心血管疾病的治疗方法包括行为矫正和药物治疗。行为矫正体现在病人必须根据医生、健康顾问、营养师与健身教练的建议，养成良好的生活习惯。药物治疗体现在病人必须吃药，定期看医生。医生可能会建议他们打破固有的、不好的生活习惯，学会调整，进而养成良好的生活习惯。尽管有时大家都已经尽了最大努力，但病人还是会不幸去世。我们不知该如何治疗每个心血管病人，但我们可以预防心血管病，减少发病率。

药物成瘾和心血管疾病类似，其在情感与治疗花费上都代价高昂。部分原因出于药物成瘾者自己，导致他们开始患病。成瘾者需要控制自己的行为，改变自己的生活方式，他们采用的治疗方式同样结合了行为矫正与药物治疗。有时，药物使用者并不能通过治疗有所改善，而会继续使用药物。因为他们的习惯、环境压力、遗传特征以及其他因素是如此根深蒂固，我们尚未找到方法去应对这些因素。尽管心血管疾病与药物成瘾如此相似，但后者比前者承担了更多的谴责与污名。瘾君子应该得到与其他大脑疾病患者同样的帮助和关爱。[1]不幸的是，许多药物成瘾者并不希望自己的行为被外界所知晓。他们对受到歧视的恐惧是如此强烈，以至于不敢寻求治疗和坚持治疗。我们能帮他们做什么呢？我们对于成瘾者与其治疗行为应该怀有更多的同情与支持，我们所有人都可以试着减少他们的病耻感。我们可以把药物成瘾与心血管疾病、哮喘、迟发型糖尿病一样对待，将其作为一种可以预防的疾病。

治疗原则

药物滥用是复杂的，是由多种原因相互作用导致的（参考见第 8 章"我会变成一个成瘾者吗"一节，图 8-1 描述了这些药物相互影响的原因）。因此，治疗手段要契合这种复杂性。如果某些治疗手段对某人没有效果，可能是因为这种治疗没有得到正确的理解和实施。成功的治疗中有几点重要的通用原则。[2]马丁·艾德勒（Martin Adler）博士及其同事总结了这些有效治疗的原则。阅读这些原则，你会明白在治疗过程中要寻找什么，或者找到某些治疗失败的原因。

原则一：单一的治疗手段并非对所有人都适用。咨询师为一个吸食了很多大麻并且成绩下降的大学生所做的努力，与一个医生为喝酒多年、处于肾衰竭边缘的 60 岁的病人所付出的努力不一样。重要的是，如果使用某种治疗方式不起作用，我们可以考虑使用另一种治疗方式或资源。病人的生命也许已经危在旦夕！

原则二：我们必须找到适当的治疗方法。这样的治疗方法可能离我们很遥远，并且费用非常昂贵。然而，许多处于危险中的病人不得不做出近乎英勇的努力来尝试合适的治疗方法，但是，这非常值得。

原则三：我们通过有效的治疗可以解决病人的多重问题。因为人们可能有很多原因使用药物——比如家庭史、药品可得性、焦虑与抑郁——这些会发生在包括家庭、朋友、邻里与其他人在内的社会关系情境中，非常复杂。人们必须考虑到这一复杂状况的不同，帮助药品使用者尽可能地远离药物，恢复正常生活。

原则四：我们必须评估和调整治疗方案，以满足药物使用者不断变化的需要。通过治疗，药物使用者有时病情会有所改善，有时病情甚至会恶化，导致最佳的治疗方法也会改变。例如，治疗方案经过一些改进，如果合适的话，药物使用者可能已经准备好接受职业培训了。治疗具有灵活性非常重要，它可以为药物使用者提供大量以前不曾有过的新的重要机会。

原则五：受治疗者必须接受足够的治疗时间，才能保证从治疗中获益。研究表明，病人需要接受 3 个月的治疗，病情才能有显著改善。大多数人从治疗中获益之前就放弃了。

原则六：咨询和"行为治疗"应该是治疗的一部分。药品使用者常常需要重建人际关系及社会交往技巧，其中包括解决问题的能力与成功建立人际关系的能力。使用药品能够帮助人们，但却不能让人完全做到。

原则七：对于一些患者来说，药物治疗非常重要，并且药品与咨询结合使用可能会更有效。

原则八：对于有心理问题的药物使用者（如焦虑或抑郁）来说，应该得到有效的调整与治疗心理问题的精神健康专家的帮助。如果一个人通过服用可卡因来对抗自己的抑郁，那么接受心理咨询和使用抗抑郁药物治疗将有助于其从根本上消除使用药物的内在原因。再次强调，成瘾是一种复杂的疾病。

原则九：戒毒或摆脱毒品，必要时防止复发，这仅仅是治疗的第一阶段。这样做并不能防止复发，但却是药物使用者取得治疗进展前必须完成的。

原则十：治疗可以由法官授权执行，以提高参与率和留存率。但是个人对于戒断药物的承诺依然是非常重要的。

原则十一：人们在治疗期间使用的药品必须被核查，以便评估治疗的效果或复发。没人会幻想在所有情况下都必须立刻停止使用药品，但是治疗者必须知道患者的用药情况，以了解药物的效果。复发与继续药物使用并不是世界末日，但也许会提示我们不同治疗方向的相关信息。

原则十二：人们的治疗方案应包含对肝炎、艾滋病、结核病、性病等传染病的检查。对一些药物使用者来说，获得如何保持身体健康的指导至关重要。药物使用者想要应对戒毒和治疗的压力，其整体的身体健康状况非常重要。

原则十三：药物使用者从药物使用中恢复需要很长时间，他们可能会经历多次复发和治疗周期，并需要投入治疗。这点很重要。病人与支持他们的人必须明白，对于很多人来说，治疗成瘾是一个漫长的过程。成瘾是一种大脑存在长期改变的复发性疾病或失调。

如果你了解了某个失败的治疗案例，这些原则可能会对你思考这个案例失败的原因有帮助，它们同样回答了"我们还能做些什么"的问题。

我想参与治疗吗

"我没有任何问题！"我们常常听到那些被药物毁掉生活的人这样说。"只要我愿意，随时都可以停下来。"不幸的是，这有时候并不是真的。我们可以轻易地否认自身以及自己的问题。这种否认会惹怒医生——否认本身就是一种病。因为否认使我们深陷泥潭，这种无比绝望的状态是危险的，也完全没有必要。我们越早承认药物使用和药物依赖问题，就越会获得更加充实高效的生活。

许多药物使用者错误地估计了自己的处境，他们不明白治疗对于自己的好处与必要性。一般来说，药品使用者只有在深陷泥潭之后，才会受到触动而寻求治疗。但是，在深陷泥潭之后才去寻求治疗并不明智，许多药物使用者预见到未来的危机，提前寻求帮助。对一个药物使用者来说，他们通常需要几个月的思考才会下定决心寻求治疗。当他们决定这样做时，他们会受到接受过专业训练的人员的治疗。治疗者需要对患者进行全面评估，根据其实际情况也会包含测试，测试包括身体检查和书面作答，患者还要提供自己的药物使用史和个人史。当了解了患者的情况后，治疗者可以为其制订治疗计划，之后开始治疗。治疗通常包括矫正行为与用药，使用药物可以帮助患者克服戒毒的不适感。但是如前文所说，治疗方案是灵活的，为了满足不同患者的需要，治疗者要制定不同的方案。治疗师需要具备丰富的治疗技术和可供患者选择的方法。

行为治疗

这种治疗侧重于行为方面，人们可以使用治疗方案和练习来矫正不良行为。治疗单元可以是个体治疗（一对一）；也可以是团体治疗，由受过训练的团体领导者带领一组患者互动；或者是家庭治疗，由家庭成员组成的治疗小组。

在个体治疗中，人们用更多的时间来满足患者个人的特定需求。相比之下，团体治疗更加经济，因为6到8个患者可以一起分担治疗师的费用。另外，团体中更有经验的成员可以成为新来患者的顾问和榜样，这个治疗过程具有开放性的特点，它可以允许戒毒失败者进入，在这样的团体中，患者可以获得很多有用的建议。当患者在家庭中生活或离家很近时，家庭成员也可以在治疗中提供帮助，家庭治疗会起到很好的效果。

这些治疗的效果已经得到证实，并且在许多治疗中心被广泛使用。尽管有太多内容需要总结，这里仍然列举了一些告诉那些即将进行治疗的人的例子，在治疗过程中会发生什么。阿朗·贝克（Aaron Beck）博士及其同事首创的认知行为治疗旨在帮助患者避免复发。这个治疗程序中，患者描述了高风险的情况。在这种情况下，他们的意志力变得薄弱，有可能再次使用药物。对这样的风险情境进行辨识后，在治疗师的帮助下，患者进行排练、角色扮演和策略学习，掌握那些能够帮助自己避免在高风险的情境下复发的行为和想法。这种疗法需要调动患者的认知和思维能力，对那些高智商的病人来说特别有效。

这种应急管理是史提夫·希金斯（Steve Higgins）博士及其同事研究

出的另外一种治疗方法。这是一种奖励患者从危险行为上转移注意力的技术，患者所获得的奖励取决于是否执行了特定的有益行为或避免危险的行为。比如，尿液检测表明某位患者没有使用过药物，显然，这就是治疗的目标；然后，他就可以获得一张有价值的凭证，这个凭证可能是一张电影票或者一顿饭的餐券。鼓励药物使用者与药物使用作斗争，从而获得健康的奖励，这种方法也很有效。

另一种治疗方法很简单，就是锻炼。锻炼可以在个人方便的时候独自完成，并且是免费的。监测未来^①的调查结果显示，与久坐不动的高中生相比，经常锻炼的学生吸烟或吸大麻的可能性小得多。[3] 目前，人们还不清楚锻炼是否直接产生了这种效果，但对于治疗来说，这种发现很有意义。

治疗的设置

由于患者的自身需求与可利用的资源不同，其使用的治疗设置也不同。对患者的治疗可以是一周一次的学校咨询，同时配合其家庭的努力；患者可以在医院中进行治疗，或使用专门治疗成瘾的特定设备；患者也可以在监狱中进行治疗，或由一名法官强制要求无暴力的罪犯接受治疗，以此作为其入狱的替代选择。人们对药物使用者的治疗和预防还有很多可以改进的地方。2011 年 3 月 16 日，《今日美国》（*USA Today*）刊发了一篇文章，描述了高校如何投入资源来帮助学生从药品成瘾中恢复。大学中的派对和联谊会是药品出现的高发地，对于那些正在远离药品的人来说非常危险。一些接受治疗的学生希望学校能有不含酒精和其他成瘾物质的安全区域，并且能远离使用这些药品的人。针对这些需要，一些高校正在积极

---

① 监测未来是由 NIDA 资助的，自 1975 年开始的全美年度调查项目，调查内容主要是青少年的成瘾性药物使用行为及态度。——译者注

地设立无毒品住宿区，并提供积极的治疗方案。这是一个帮助年轻人处理成瘾问题的好想法，毕竟，年轻人更容易受到毒品的危害。

药物治疗

药物治疗已被证明是治疗过程中不可或缺的一部分。当与咨询和行为治疗结合使用药物时，其效果会更加出色。由于药物具有的重要性，人们旨在开发新的更好的药物，这种研究正在进行中。我们下面列举了一些对药物滥用者有帮助的药品，但并不是全部药品。表 13-1 展示了用于治疗三种最常见的滥用物质的部分治疗药品。

表 13-1　　　　　　　　　　用于治疗滥用者的一些药品

成瘾性药物	治疗药品	注释
尼古丁	安非他酮（bupropion），又名载班（Zyban）	也用作抗抑郁药
	伐尼克兰（varenicline），又名畅沛（Chantix）	尼古丁受体的"部分激动剂"
	尼古丁口香糖、吸入剂	作为尼古丁替代品，减少对于吸烟的渴望，减少有害的吸烟
酒精	可乐定（clonidine），又名可乐宁（Catapres）	
	双硫仑（disufuram），又名安塔布司（Antabuse）	让人饮酒时感到恶心虚弱
	纳曲酮（naltrexone），又名 Depade，ReVia	减少对酒精的渴望
	昂丹司琼（ondansetron），又名枢复宁（Zofran）	前景广阔的血清素阻断剂
	托吡酯（topiramate），又名妥泰（Topamax）	前景广阔的抗晕厥药物

（续表）

成瘾性药物	治疗药品	注释
鸦片制剂（海洛因、吗啡、奥施康定）	美沙酮（methadone）	一种维持性药物
	丁丙诺啡（buprenorphine），又名沙菲（Subutex，Buprenex）	
	纳曲酮（naltrexone），又名 Depade，ReVia	鸦片拮抗剂，可用于长期（1 个月）注射剂
	纳美芬（nalmefene），又名 Revex	长效阻断剂

　　注：多年来，人们已经开发出多种药物来帮助药品使用者重新进入社会，戒断药品使用。人们使用的一些药品已经列在表中，有时，组合使用药品可能会提高药效。例如，最近的研究表明，尼古丁贴剂与尼古丁含片组合使用，能够提高吸烟者的戒烟率。

　　有些药物是替代品，它们像成瘾药物一样在身体中发挥作用，但伤害要小得多。有些药物是阻断剂，它们可以使成瘾药物影响身体。我们还没有完全理解某些药品发挥作用的方式，它们可能会矫正大脑神经回路的奖赏和成瘾系统。后者的一个典型例子是纳曲酮，纳曲酮作为一种鸦片受体阻断剂，也有助于人们减少酒精的摄入。一项研究表明，经过 60 天的治疗后，研究者检测人们有关酒精使用的复发情况。服用纳曲酮的人群中有 60% 的人没有复发，但服用糖丸的人群中只有 20% 的人没有复发。[4] 不管怎样，人们使用多种药品制剂可以达到效果，因为有些人可能对某些单一药品有不良反应。

　　人们对一些类似美沙酮的替代药品的使用常常会出现争议，因为"仅仅是用一种药品代替了另外一种"。例如，有人说美沙酮是一种鸦片制剂，而其作为治疗药品仅仅创造了另外一种鸦片依赖性。黑市上会出售美沙酮（还有其他处方鸦片药品），它能使成瘾者获得兴奋感，这也从侧面证明了使用替代药品存在问题。同样，使用尼古丁贴剂能给成瘾者提供尼古丁。人们对此的批评是：使用替代品有什么好处？瘾君子仍然是瘾君子。这个重要的问题困扰着不同社会阶层的人——普通人、执法者与立法者。

对于这些争论，有几种主要看法。人们治疗的目标是让瘾君子远离毒品并避免复发，任何使人们更容易戒除毒品的方法都是好的。人们在短时间内使用替代药物可以减少对毒品的渴望和复吸，并给瘾君子足够的时间来打破旧有的恶习和行为模式。同样，人们使用替代药品也可以减少对药品使用者的伤害。比如，人们使用尼古丁口香糖和贴片有助于减少自己对吸烟的渴望，这对他们的肺部有好处。再比如，人们可以对静脉药物使用者使用口服美沙酮。静脉注射海洛因的人经常会面对各种问题，包括不洁的、有潜在传染性的针头，甚至他们并不知道自己到底注射了什么。而此时，使用可靠来源的美沙酮口服剂可以有效地解决这些问题。另外一个实用的帮助是，被批准的替代药品是合法的，这就消除了违反法律的问题。涉及法律的问题非常复杂，它给毒品使用增加了额外的问题。使用毒品问题是一个严重的问题，而被批准的替代药品消除了这种违反法律的威胁。

人们使用替代药品还有其他一些更复杂的好处。替代药品发挥作用的时间不同，这点也很有帮助。例如，与那些使血液中药物含量忽高忽低的情况相比，人们使用替代药品能使其在血液中长时间地保持稳定的水平。更值得一提的是，使用美沙酮等替代药品进行治疗的一个重要效果在于，保持稳定使用美沙酮的个体会更加健康、更具社交性，并能坚持完成一份工作。有人服用美沙酮几十年，但却没有出现任何严重的副作用。从这些角度看，替代药品的表现良好。所以，我们提出的问题是在药品上还是在我们看待药品的方式上？

成瘾是一种代谢性疾病吗

　　尽管替代药品具备这些优点，但许多人仍旧认为它们并不是治疗成瘾者的解决方案，充其量只是一个短期治疗方案。我们能认为长期使用替代药品是合理的吗？就像美沙酮维持计划。最有知识的人也认为美沙酮维持方案很有帮助，这可以作为我们挑战一些对替代药品的传统偏见的例子。20 世纪 60 年代，文森特·多尔（Vincent Dole）博士和玛丽·尼斯万德（Marie Nyswander）博士发现，成瘾者无法控制自己去找海洛因，就好像自己需要使用海洛因才能维持正常的机能。换句话说，药物成瘾有点像糖尿病，因为糖尿病患者需要外部胰岛素，因为其自身的胰岛不能正常工作。这是一种观点，占我们总人口很小一部分的药物使用者，他们通过药物使用来矫正自己大脑中的代谢缺陷。多尔和尼斯万德为了检验这种观点，选择用美沙酮进行实验，因为口服美沙酮可以起效，并能持续 24 小时基本没有毒性。他们发现，鸦片成瘾者服用美沙酮后，情况确实变得稳定，他们停止了失控的药品寻求行为。[5] 如果在没被缺乏药品的大脑打扰和驱使的情况下，药品使用者能让自己关注恢复治疗的情况。这些结果已经被数以千计的实验所证实，无论在医学意义上还是在社会意义上，人们使用美沙酮维持治疗都取得了巨大成功。使用美沙酮维持治疗的患者与其他人相比并没有什么不同，法律已经确定任何招工单位不得以服用美沙酮为借口拒绝应聘者。从这个角度看，我们的问题在于对待药品滥用的态度和是否感觉耻辱，而不在于是否使用替代药品。考虑一下，当今社会对待这个问题的态度会如何发展，这是很有趣的一件事。

最好的治疗方法是预防

　　人们采取的预防措施包括制定政策并采取行动，防止药品滥用在目标人群中持续蔓延。如果能阻止不使用药物的人群转变为使用药物的人群，那么我们就可以大大减轻药物使用所造成的负担。我们必须在危害发生之前就尽可能地预防。使用反烟草和反毒品广告是预防措施最好的例子。这种预防确实有用！例如，有两项在学校进行的教育计划：生活技能训练（Life Skills Training，LST）与家庭支持计划（Strengthening Families Program，SFP）。[6] 它们是专门针对药品使用的预防计划，这些计划确实减少了人们吸食大麻和摄入酒精的频率，而费用仅仅相当于门诊治疗费用的十分之一。这个国家的年轻人并不愚蠢，当谈论到药品所带来的问题时，许多人愿意聆听。图 13-1 展示了在了解药品的危害后，青少年的药物使用有所减少。

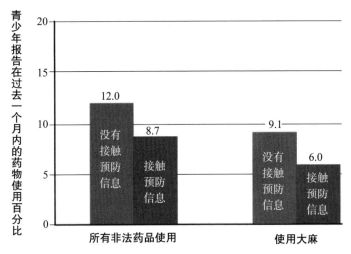

图 13-1 青少年学习毒品知识能够减少毒品的使用

注：来自全美药物使用与健康调查（National Survey on Drug Use and Health，NSDUH）以及美国物质滥用与精神健康服务管理局。

如何得到帮助

一个年轻的药物使用者审视着自己的生活。他三十出头，已经失去了工作和家庭，身体不再健康，一无所有。他的家人和朋友基本上很少和他说话，他不知道该何去何从。他知道，这种情况可能会变得更糟。所以，他下定决心去寻求帮助。他应该从哪里开始呢？寻求帮助的方法有很多种。家庭医生知道该怎么帮他，至少知道该从哪里开始帮助他。还有治疗药物滥用的各类专业人士，他们作为帮助者最合适，因为他们受过有关如何解决药物问题的专业训练。学校咨询师和神职人员也可以帮助他，他们通常具备职业的相关知识，并且能为他保守秘密，也通常是最先注意到他是有药物使用问题的人。那些负责了解学生日常表现的学校工作人员通常都能知道学生是否有问题，并尝试帮助他们。

家人和朋友尽管并非专业人员，但他们在患者寻求帮助时也很重要。他们可以为患者提供情感上的支持和实际的帮助。例如，帮助患者打电话或为其治疗提供资金支持。相对陌生人来讲，他们更关注患者的幸福。此外，他们很了解患者，对患者的药物问题有自己的见解。例如，他们圈子里的熟人也可能使用药物，或者也有朋友因此而患病等。从家人和朋友那里得到支持，这可能是患者理想的治疗开端。或许，正在接受治疗的某人可以成为一个很好的指引，其朋友可能会支持他参加匿名戒酒团体或匿名戒毒团体。如果一个人不能得到家人或朋友的帮助，或者他们认为药物使用是一个不可挽回的错误，那么这个人就应该远离他们去寻求其他人的帮助。

人们通过互联网获得信息来寻求帮助的方法也是可行的。例如，美国国家药品滥用所、物质滥用和精神健康服务管理局都有相关网站。这些组织会帮助那些寻求治疗的人。有些组织能够提供特定的设施，有些组织还提供病人所在地的治疗设施地址。有些私人项目病人可以自己付费，也可以由保险公司付费，或两者都付费；有些国家资助项目完全免费，或费用很低。建议人们在接受治疗之前，先要检查护理者或专业人士的资质。有些打算提供帮助的护理者可能是资质不符的冒充者，或有可能对患者产生误导。

▶ 小结

药物滥用作为一种脑部疾病，与其他（如焦虑和抑郁）许多疾病一样，有合格护理者执行的治疗才是药物滥用与成瘾的解决之道。这是一个长期发展的持续过程，不会因某件事而停止。实际上，这种方式节省了患者的开销，减少了痛苦。例如，代替药物美沙酮就是成功的、有效的。人们治疗的障碍就是药品使用者的病耻感，这种病耻感必须要消除。国家中每个人都可以通过调整自己的态度来帮助别人变得宽容和了解成瘾，为药物成瘾者提供帮助。我们已经了解了有关成瘾的良好的治疗方案及其特点。预防药物滥用的项目从开始启动时就特别有效，预防同样也是社会治疗成瘾的重要目标。

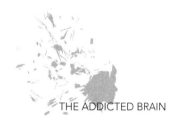

第 14 章　未来将会怎样

　　本书中有许多主题，其中一个主题是——药物使用者是失去（至少部分失去）寻找药物和使用药物自控力的人，并且这种失控会给他们的生活带来痛苦和一些问题。在动物身上使用几乎所有人都会滥用的药物，也会产生自主给药效应，表明这种药物使用是广泛存在于多物种中的一种内在驱力。此外，许多研究表明，药物使用涉及大脑中特定的生理系统。使用药物会对大脑中的化学反应产生不利影响，我们可以研发药物来扭转这种不良影响。事实上，我们已经开发出许多有用的药物。药物滥用会对大脑产生长期的（数月至数年）改变，它是药物成瘾长期性与复发性的基础。人们长期用药之后，仅仅 1 周或 1 个月的戒断对大脑治愈并恢复正常功能来说远远不够。药物对具有易感性的大脑造成的伤害会增强人们药物使用的欲望，药物通过强有力的、已经进化到确保我们生存的系统来对大脑发挥作用。药物控制了这些自然的系统，并造成了一些非自然的改变和影响。人们认为，这些因素共同构成了药物成瘾的基础，即大脑失调或产生某种疾病。尽管许多人能够依靠自己的力量来远离药品，但大部分人都做不到。有些人比其他人更易感，他们意识到自己需要帮助，并寻求专业治疗，这对药物滥用的治疗是有效的，无论这种对治疗的需求是自愿的或强制的，还是针对个人的具体需要，这一领域已经取得了很大的进步，但还需要做更多的工作。但是，所有这些会给我们带来怎样的变化？未来将会怎样？

治疗、治疗、治疗

许多治疗提供者认为，如果我们能把所知的有关药物滥用的一切知识进行更广泛的应用，那就太棒了。如果药物滥用预防与治疗体系能被纳入全国初级卫生保障系统，那么公众的安全将会得到更好的保障。同时，这意味着，在初级的护理过程中，有关药物使用的问题将包含在医生的例行检查中，他们将进行相关问题的筛查，在必要情况下会进行治疗以及转诊。这听起来很简单，但是对于药物成瘾的病耻感可能会阻碍这一进程。

人们使用全新的、更好的治疗手段，同样可以减少社会有关成瘾问题的巨额负担。这种负担不仅仅是成瘾者治疗上的经济负担，也是其内心痛苦的负担。各种各样的治疗方法和治疗手段揭示出治疗中最有效的部分，并且在其他治疗方案中也将采用这些操作方法。这种方法能够奏效，但需要时间、金钱以及一些其他方面的支持。在这个过程中，人们研发新药不仅是必须的，而且无疑也是有效的。现在，尽管很多针对吸烟和酗酒的药物已经得到官方批准和医学认可，但针对精神兴奋剂类滥用的药物却寥寥无几。显然，人们必须填补在成瘾治疗方面的一些空白；同时，人们非常需要开发副作用少的药物。总而言之，改进药物滥用的治疗手段至关重要，药物滥用是代价最为高昂的疾病之一。

加大公众认知药物使用相关问题的教育力度，也是预防的有力措施。

同时，人们也要制定实施其他更多、更好的预防措施。与治疗手段一样，人们关于预防的研究同样会揭示出最好的预防理论。同时，人们有关易感性的研究将会揭示出某些群体可能会滥用某些药品，而改进后的药物预防方案就能以这些群体为应用目标。

分子层面的上瘾

药物会使大脑发生变化，这些变化就是特定神经元中多种分子水平与活性层面的变化。比如，我们在前文中所提到的，某些药物会降低多巴胺 D2 受体水平，正是类似这样的变化构成了成瘾行为的细胞和分子基础。因此，人们了解这些分子变化是理解药物成瘾的关键。我们了解某种疾病并不一定意味着可以治愈它，但至少要明确定义发病的原因。当技术手段随着时间推移而有所发展时，我们对于疾病的理解就可以为可能的治愈措施确定进程。

我们在前文讲述了有关多巴胺的例子，它说明了大脑中的化学物质如何调节成瘾。但是，多巴胺并不是唯一重要的神经递质。我们提到过一些其他的神经递质，包括谷氨酸、γ-氨基丁酸、血清素、脑肽啡和大麻素等。成瘾是复杂的，涉及神经元与多种神经递质的系统和循环。在未来，我们希望能够更好、更详细地描述对成瘾有关键作用的神经递质和神经元。我们致力于此，并且已经取得了一定进展，但仍有许多工作要做。除了神经递质，许多大分子如蛋白质（转运蛋白、受体等）同样对成瘾具有关键作用。同样，我们对于这些已经了解了很多，但仍有许多东西等待我们去发现。

正如我们在前几章中详细叙述的，我们对于涉及成瘾的基因和各种分子已经有所了解。我们致力于那些重要的新科学：表观遗传学——药物导致基因表达的表观遗传改变。就像第 5 章中所述，大脑中神经元的表观遗传改变导致了神经细胞多种蛋白质水平的改变，如中脑神经元。我们还对药物引起的基因表达和各种分子的变化有所了解，但是这方面知识还需要扩展和完善。在未来，这个领域可能会取得重大突破，有关这方面的知识会转化为新的药品和治疗手段。

疫苗

　　作为一种主要的公共卫生预防措施，疫苗用于消灭天花、预防儿童疾病与控制多种恶性疾病。人们使用疫苗后会产生抗体，并能特异性地针对某些抗原发挥作用。抗原可能是一种病毒，但实际上，它是病毒的一部分蛋白质。当抗体与病毒上的蛋白质结合，就会阻止病毒感染接种疫苗的宿主细胞。抗体分子是一种蛋白质，形状像字母 Y，并在 Y 的两臂尖端位置与抗原结合。疫苗中的抗体与抗原的结合具有高度特异性，可以将其看作一种特定的钝化剂或阻断剂。抗体的作用不仅局限于大多数人所知的保护我们对抗感染性疾病，它同样也可以用于对抗某些特定的药物分子。

　　1973 年，维纳（B. Wainer）博士、菲奇（F. Fitch）博士、罗思伯格（R. Rothberg）博士和舒斯特（C.R. Schuster）博士在《自然》（*Nature*）上发表了一篇论文，揭示了吗啡抗体主要通过阻碍吗啡在身体组织中的功能以及收缩来发挥作用。[1] 从传统意义上来说，抗体用来对抗蛋白这类大分子，而生产新一代能够有效对抗吗啡这类小分子的抗体则是一个重大突破。人们产生抗体，并能阻止吗啡产生生物效应。抗体结合并抑制分子，使其不能发挥作用。打个简单的比方，这就好像阻止某人去做伤害他人的事。继这个开创性的研究之后，这种通过生产抗体对抗成瘾的想法吸引了大家。举例来说，给某人接种一种表面附着许多可卡因分子的蛋白质，可以使其身体产生对抗可卡因的抗体，这就是接种疫苗的人血液中产生的抗体（见图14-1）。研究已经证明，这种接种疫苗的程序能有效降低可卡因对个体行为的影响。人们正在开发对抗成瘾药物（可卡因、尼古丁、苯环己哌啶等）的疫苗，但这些疫苗尚未投入常规使用。在临床试验中，这些疫苗的表现是有效且可靠的。举例来说，人们在一个关于可卡因疫苗的研究中指出，被接种疫苗的病人产生了可卡因抗体，其对可卡因的需求明显变少。据推测，产生这种现象的原因是他们服用可卡因获得的快感减少了。这些出色的治疗效果使疫苗更加令人信服。研发更优质的疫苗、更好的治疗流程，使这种治疗手段获得的收益最大化非常重要。

人们用疫苗治疗药物使用者的想法有其新颖且杰出的一面。让我们将这个想法与传统的非疫苗的治疗药物进行比较（如用来治疗鸦片依赖的美沙酮和纳曲酮），可以更加清楚地了解疫苗治疗的优点。这些药物通过不同途径来发挥作用。美沙酮会刺激鸦片受体，纳曲酮则会阻断鸦片受体。无论是刺激还是阻断，药物都必须进入大脑，在大脑神经传递的过程中发挥作用。尽管药物产生的影响有利于服药者，但是同样有不可避免的副作用。[2]例如，长期服用美沙酮可能导致血蛋白与催乳素含量的变化，同样会导致过量用药的问题。所有精神类药品都需要进入大脑发挥作用，并且不可避免地存在一些副作用。但有趣的是，抗体并不会在大脑中发挥作用，它们不会影响神经递质。相反，它们存在于血液中，并阻止危险药品进入大脑。我们在上一段最后的临床试验中提到，抗可卡因的抗体阻止药物进入大脑，从而阻止可卡因给人带来的快感。人们得不到奖赏，就没有吸食药品的欲望。对于治疗药物滥用来说，使用疫苗治疗是一场有趣的探索。这是一种新方法。从长远看，它是有效的还是会出现问题？我们还不得而知。我们能做的就是努力尝试、等待与探索。每个人都对其心怀期待。

未受保护

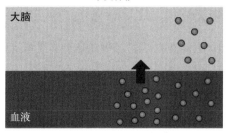

可卡因

受到抗体保护

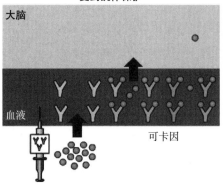

可卡因

图 14-1　抗体阻止药物进入大脑

注：图的上半部分从左到右分为四部分，表现了药物进入大脑的过程。图最左边的第一部分表现了血液和大脑中没有可卡因分子（圆圈）；接下来的第二部分表现了可卡因分子进入血液；第三部分表现了血液中的可卡因分子正在进入大脑；第四部分表现了血液中的可卡因分子扩散到大脑中并发挥作用。现在，我们来看图的下半部分。第一部分表现了血液中含有抗体，这种抗体来自疫苗或直接注射；第二部分表现了抗体（Y 型分子）进入血液，可卡因分子也通过摄入或注射进入了血液；第三部分表现了抗体发挥作用的关键——抗体与可卡因分子结合，使其不能进入大脑或只有少量进入大脑，这一过程如第四部分所示。在注射疫苗的情况下，病人的免疫系统被激活，从而产生抗体来避免或减少可卡因的影响。托马斯·科斯滕（Thomas Kosten）博士和同事以及其他人员完成了这项研究工作。

RTI-336

正如我们所见，目前没有合适的药物可以治疗神经兴奋剂（包括可卡因、苯丙胺与甲基苯丙胺）成瘾者，而这一领域的研究非常重要，所以人们研制新药迫在眉睫。举个例子，让我们考虑一种可能的候选药物——RIT-336。[3] 为了方便讨论，虽然它可以治疗任何神经兴奋剂成瘾者（见图 14-2），但在这里，我们只把它当作治疗可卡因使用者的药物。

RIT-336 是一群技能互补的科学家在寻找可卡因替代药的努力过程中所获得的成果。[4] 我们希望这种药物具备什么特性？首先，它应该比可卡因毒性小。可卡因作用于大脑的很多部分，而 RIT-336 应该仅仅作用于大脑的成瘾部分，以此来避免可卡因产生的无关效应（负面作用），这样的结果才会令人满意。[5] 其次，可卡因能很快地扩散进入大脑，并且可以传递给上瘾者喜欢的"兴奋"感，这种感觉取决于可卡因被摄入的方式。替代药物最好能缓慢地进入大脑，这样会使情绪破坏性和成瘾性更小（通常，我们认为快速进入大脑的药物比那些进入大脑较慢的药物成瘾性更强）。可卡因的持续作用时间大概是 1.5 个小时，这个时间非常短暂，这大概也是让可卡因使用者沉溺其中并在短短几小时内反复服用药品的原因。替代药品应该有较长的作用时间才能有持续的疗效，不至于让使用者反复服用。需要多次服用的药品往往也不太成功，因为人们经常会忘记按照所需次数服用药物。最后，人们需要在真实的实验中将候选药品向可卡因自主给药的动物进行注射，以检测动物对可卡因的需求是否减少。

最终，RTI-336（见图 14-2）从多个角度被证明是一种理想的候选药物。它对负责可卡因成瘾的多巴胺具有选择性，进入大脑的速度比可卡因要慢，但药效时间却比可卡因要长。此外，注射 RTI-336 的动物减少了可卡因的自主给药量。人们对其临床毒性的研究表明，RTI-336 的毒性很低，人体早期阶段的临床试验也支持了这点。但是，人们需要对成瘾者进行更多的临床试验，以证明其能有效地治疗精神兴奋剂成瘾。

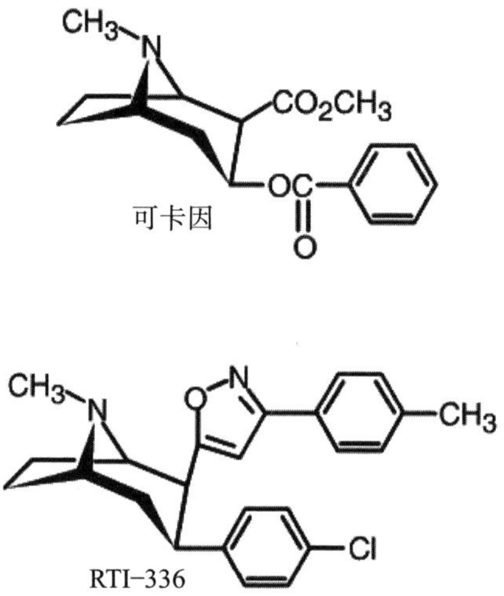

图 14-2　可卡因和 RTI-336 的化学结构

注：显而易见，RTI-336 与可卡因在某些方面很相似，而某些方面存在不同。两者相似的地方是 RTI-336 与可卡因的作用类似，前者可以成为后者的替代药物，但是两者的差异才是关键所在。与可卡因相比，RTI-336 更具有特异性与选择性，其进入大脑的速度更慢，毒性更低。RTI-336 这种化合物由三角研究所（Research Triangle Institute, RTI）的艾维·卡罗尔（Ivy Carroll）博士及其同事合成（图片由卡罗尔博士提供）。

　　RTI-336 有什么缺点或副作用吗？是的，RTI-336 与每种新的、潜在的药品非常类似。它有未知的副作用吗？它会持续有效吗？它会在使用一段时间后出现耐药性吗？它作为一种替代药品[6]的事实会引发人们的争议吗？对于任何一种新药，这些问题都是监管机构与医生需要考虑的。

作为一个瘾君子的耻辱

　　药物使用成瘾被污名化，这意味着服用药物的人常常会被人看不起，他们不是被人平等地对待与接纳，而是被视为身心不健全的、没有能力的人。我们会把对自己来说非常重要的工作交给他们吗？我们通常会对他们的可靠性与表现表示怀疑。我们知道，他们存在的成瘾问题是个长期问题，我们也不知道他们能坚持多久才不会复发。当他们有关于毒品的犯罪记录时，大多数人便不能容忍他们，他们就被进一步污名化。

药物使用者通常心知肚明，并且常常会考虑这些问题，这会导致他们厌恶自己。他们承担的不仅仅是巨额的药品费用问题，还有一个有关自尊的问题。他们前进的动力会减缓："为什么我要完成学业？因为我有犯罪记录，我无论如何也找不到工作。"他们试图停止使用药品的努力因为复发而付诸东流，他们缺乏对自己停止使用药品的信心。他们感到束手无策，毫无希望。有人宁愿使用药物也不愿意被人称为瘾君子，为什么会这样？因为药品的使用或多或少是秘密进行的，而对药物使用进行治疗则会让这件事公之于众。对于药物使用者来说，如果寻求治疗会带来更多的麻烦，他们更倾向于自己处理问题。通常，当人们生病时，家庭会伸出援手；但如果这种疾病涉及药物成瘾，家庭成员就有可能拒绝为其提供帮助，或害怕他们及其他家庭成员因此而受到歧视。总体而言，病耻感会削弱人们应对治疗成瘾的能力。

世界上有许多康复的瘾君子，成瘾者有可能康复，也有可能停止使用药品过上正常人的生活。对他们来说，尽管这是一条艰难而漫长的道路，但还是应该尽快开始治疗。许多人愿意帮助恢复过程中的成瘾者，他们所做的事意义重大。人们需要协调各种可能的方法，通过多种方法为其提供帮助。药品使用者对病耻感心存恐惧，人们在帮助他们的过程中要注意，谨言慎行非常重要。人们最好能慎重地对其进行鼓励，以及提出一些让他们获得帮助的建议。但我们都要审视自己，我们能接纳康复的药物使用者吗？我们能抛开自己的成见去尽力帮助他们吗？这些对我们和他们来说都至关重要。

合法化和非犯罪化

使用非法药品是个令人头疼的问题。人们试图阻止非法药品进入国家，或阻止非法药品的制造，但从来都没有成功。人们无论是成功缉获毒品，或在对毒品来源国的军事行动中取得胜利，对这些问题大肆宣扬并不能改变它们没有得到解决的事实。药品成瘾者无视药品带来的伤害，而仍然选择继续使用它们，与药品使用相关的犯罪远未消失。药品成瘾者及其家人抱怨许多药品具有非法性，这使问题变得更加复杂。举例来说，人们仅仅拥有药品就是违法的，会导致付出昂贵的诉讼费或被监禁，这些会阻碍我们寻找合适的治疗方法。在这种情况下，帮助被拘留的成瘾者会为施助者带来法律风险。由于这些原因，许多人建议将一些非法药品合法化。他们认为，药品合法化将会降低这些药品的价格，或者通过税收提供收入，从而降低社会的执法成本，并使药物使用者免受违法的额外歧视。成瘾者的犯罪记录可能是让其完全康复、重返社会获得工作的一个重要障碍。对一部分人来说，药品合法化听起来不错，也很有新意，但这真的是一个好办法？

如果我们认为滥用药品只是一个刑事或法律问题，那么我们的重点是将其合法化，尽管无论如何它也不是一个简单的问题，但我们应该对其进行充分讨论。但是，药品滥用是一个不同的问题，它属于一种大脑失调。在某种意义上，药品合法化对人们没有任何帮助，事实上，它有可能使药品使用问题变得更糟。人们认为药品合法化会使药品的使用现状恶化，是因为它会增加药品的可得性。如果药物更容易被获得，那么将有更多的人依赖药物。众所周知，这种药物依赖会给使用者带来问题。对于这点，图 1-1 及相关资料为我们提供了直接的证据。人们对合法药品、酒精和尼古丁的使用，比对非法药品的使用更广泛、更频繁，甚至有可能超过其使用10倍。想象一下，如果非法药品合法化会发生什么：海洛因、可卡因和安非他命的成瘾并不比酒精和尼古丁成瘾困难。从公共卫生的角度来说，药品合法化一旦被普及，这种不受限制的政策不但没有任何帮助，反而会起到反效果，因为这样一来会催生更多的药品吸食者。但是，在某些情况下（如减少一些处罚），药品非犯罪化可能会对我们有帮助。这就是药品合法化与非犯罪化的区别。

2011年6月17日是"禁毒战争"40周年纪念日，吉米·卡特（Jimmy Carter）总统为《纽约时报》写了一篇题为"取消全球禁毒战争"的专栏。他援引的数据表明"战争"已经失败。在过去10年中，人们对毒品的消费显著增加：对鸦片制剂的使用增长了34.5%，对可卡因的使用增长了27%，对大麻的使用增长了8.5%。此外，如今的政策导致了犯罪人口急剧增长——超过3%的美国成年人要么在监狱中，要么缓刑，要么假释！这个犯罪比例比其他任何工业化国家都高。"禁毒战争"似乎比毒品本身更有害。同时他指出，全球毒品政策委员会（Global Commission on Drug Policy）建议不该再强调关注低级的、没有犯罪的药物使用行为，同时应当针对国际化的暴力犯罪组织，将治疗重点放在普通药物的使用人群上。

艾弗拉姆·戈德斯坦（Avram Goldstein）博士是一位戒毒领域的领导者，他认为药品无论是全面禁止还是将其全面合法化都不是明智的选择，每种药品都是独特的，人们需要指定相应的控制标准。[7]他提出了很多建议：人们很容易就能获得烟草和酒精，应该制定相应政策以减少其获得渠道。现在，鸦片类药品（如海洛因）与精神兴奋剂（如可卡因）的获取受到管控，应该保持这种管控，因为它们都很危险。大麻并不是无害的，但人们应该降低对使用和占有大麻的处罚。其他毒品（如吸入剂）具有毒性，并且经常被用在儿童身上，人们需要有针对性地预防其滥用。这里提到的某些想法已经被公共健康人员反复讨论过，并通过各种方法实施。格里菲思·爱德华兹（Griffith Edwards）博士是一位来自英国的专家，他同样针对酒精问题进行评论，并提出类似的建议。[8]但是无论如何，药品成瘾的确是一种严重的疾病，它会造成恶劣的后果，这是人们制定任何政策和确定行动时都需要考虑的。

我们的态度应该是什么，我们应该如何提供帮助

我们会列举一些打击药品滥用的合理建议[9]，将药品滥用视为一个公共卫生安全问题，并通过积极的治疗和预防教育来减少药物使用（这并不是说违反法律的药物使用者不该被扣留）。我们致力于研究使用毒品造成的相关后果，其中包括药物使用造成的不良健康行为，以及缺乏判断力导致的感染性疾病（如艾滋病与性病）的传播。我们要大力开展预防工作，因为这是避免药物使用造成恶劣后果所采取的方法中最经济的。我们应该防止儿童的药物使用行为，因为如果一个人在 10 岁到 20 岁之间没有使用药物，那么他在以后的生活中也不太可能使用药物。我们应该加大对成瘾、治疗、预防、毒品政策的研究资金投入，为其提供充足的支持。最后，我们还应该保证社会对药物使用者采取公正的态度，不歧视药物使用者，使他们更容易得到帮助。

▶ 小结

历史的经验教训表明，即使药品滥用会对药物使用者和社会造成严重的危害，但其还是会以某种形式和方式持续存在。因此，深入研究这种大脑失调，提高治疗手段，积极预防至关重要。这就需要公众对成瘾研究和治疗手段的不懈支持，并且避免产生歧视药物使用者的行为。

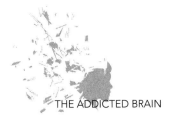

注　释

第 1 章

1　Throughout this book, we tend to refer to addiction as a disorder, but it is also often called a disease. The definition of addiction that is used in this book focuses on continued drug use in spite of distress and nega- tive consequences. However, the official description is given in the Diagnostic and Statistical Manual of Mental Disorders produced by the American Psychiatric Association, and it includes more elements.The DSM IV TR is the previous edition used by medical professionals for official diagnoses. The DSM is an evolving document and DSM V is currently available. The diagnosis of drug dependence requires the presence of several symptoms, and it is possible to have a diagnosis of substance dependence without the presence of distress or negative consequences. The official list of symptoms and diagnostic criteria for Substance Dependence and Substance Abuse can be found in the DSM V. Only a qualified professional can make a diagnosis.

2　Ibid.

3　Ibid.

4　An illicit drug is one that is not legal to produce, not legal to use or pos- sess, or a medically useful therapeutic drug that is used non-medically.

5　Office of National Drug Control Policy (2004). "The Economic Costs of Drug Abuse in the United States," 1992–2002. Washington, DC: Executive Office of the President (Publication No. 207303).

第 2 章

1　Under certain, strict conditions, it is possible to carry out research with human drug abusers. The conditions of the experiments must minimize any risk to the human subject. The subjects must be physi- cally fit and offered treatment even if they refuse it. Of course, they must be medically monitored to avoid any unsuspected and damaging effects of drugs. For example, certain doses of certain drugs that can sometimes be toxic must be avoided. Finally, every human experi- ment must be described in detail in writing in advance, and the description must be studied by an expert committee that can approve the experiment. The safety of human subjects is paramount, and the benefits from the research must outweigh any risks to the subjects. There are federal regulations for the protection of human research subjects (45 CFR 46, 42 CFR 52h, Public Law 103-43) that are strictly enforced. The guidelines for administration of drugs to hu- man subjects can be found at http://www.drugabuse.gov/Funding/ HSGuide.html.

2　The National Research Council has published the *Guide for the Care and Use of Laboratory Animals,* Eighth Edition (Washington DC: The National Academies Press, 2011), which is strictly enforced at the national level. Any investigator using animals must justify the species and numbers, provide adequate veterinary care, describe provisions for minimizing discomfort and distress, and provide euthanasia if needed.

3　For example, two papers that show this are as follows: Ahmed, SH and George Koob. "Long-Lasting Increase in the Set Point for Cocaine Self-Administration after Escalation in Rats." *Psychopharmacology* 146:303-312, 1999. Paterson, NE and A Markou. "Increased Motivation for Self-Administered Cocaine after Escalated Cocaine Intake." *Neuroreport* 14:2229-2232, 2003.

4 See endnote 1.

5 Lundahl LH and CE Johanson. "Cue-Induced Craving for Marijuana in Cannabis-Dependent Adults." *Exp Clin Psychopharmacol* 19:224- 230, 2011.

第 3 章

1 A schematic showing the brain regions that support self-stimulation is found in Gardner E.L., "Brain Reward Mechanisms." In Lowinson J.H., Ruiz P, Millman R.B., Langrod J.G. (Eds), *Substance Abuse: A Comprehensive Textbook,* 4th Edition. Philadelphia, PA: Lippincott Williams and Wilkins, pp. 48–97, 2005.

2 From http://www.hackcanada.com/ice3/wetware/electrical_brain_ stimulation.html, accessed December 23, 2010.

3 The systematic use of varying doses of drugs in scientific experiments is important. In Figure 3-3, the doses of cocaine were varied to show that the threshold depended on the dose. If it was not dependent on dose, then the effect would not be due to the drug, but due to some other stimulus, perhaps simply holding and injecting the animals. To claim cause and effect, different quantities of the drug must be used to show no effect at low doses and a gradual, graded response as the dose is increased. Dose-response studies are a fundamental tool in studies of drugs.

4 Spear L.P., Varlinskaya E.I. "Sensitivity to Ethanol and Other Hedonic Stimuli in an Animal Model of Adolescence: Implica-tions for Prevention Science?" *Dev Psychobiol*. Apr;52(3):236-43, 2010. Davis C.M., Riley A.L. "Conditioned Taste Aversion Learning: Implications for Animal Models of Drug Abuse. *Ann N Y Acad Sci*. Feb;1187(2010):247-75. Carlezon W.A. Jr, Thomas M.J. 2009. Biological Substrates of reward and aversion: a nucleus accumbens activity hypothesis. *Neuropharmacology*, 56 Suppl 1:122-132.

第 4 章

1 The discovery of chemical neurotransmission is an interesting story. A major part of the discovery is due to Otto Loewi, a German Jewish scientist and refugee working at NYU. He carried out a definitive experiment in 1921 that has become famous, along with the anecdote of how it happened. It was known that if you stimulated the vagus nerve leading to the heart, the heart's beating slowed. But Loewi extended this and took some of the fluid from the slowing heart and applied it to another heart, and found that it also slowed! He correctly proposed that a chemical substance was released from the stimulated vagus nerve onto the heart muscle, which resulted in a slowing of the beating of the heart. This substance in fact turned out to be acetyl- choline, the first accepted neurotransmitter. An interesting part of this story is that the idea for the experiment came to him in his sleep one night, and in his dreamy state he wrote it down on a scrap of paper on his nightstand. In the morning, much to his horror, he couldn't read his writing, nor could he remember the dream! Luckily, the next night he had the same dream, and this time he got out of bed and immediately went to the laboratory and did this definitive exper- iment. Thirteen years later, he was awarded the Nobel Prize for his "dream experiment!"

2 The following is a brief summary of the history of the dopamine story and drug addiction. It is a personal communication from Dr. Roy Wise, a longtime, productive researcher in this field.

The earliest work was by Olds (a) who showed that nonselective drugs like chlorpromazine and reserpine (whose effects included a blunting of dopamine's effects) antagonized electrical brain stimula- tion reward. Stein generated a theory of reward that proposed that norepinephrine was the key neurotransmitter, but this was not sup- ported by subsequent data (b, c). When selective dopamine antago- nists became available, they, and selective destruction of dopamine-containing neurons showed effects on reward. This impli- cated dopamine and not norepinephrine or other neurotransmitters in brain stimulation reward (d, e). Pickens and Harris were the first to suggest that the substrates of brain stimulation reward and psy- chostimulant reward were perhaps the same (f).

Yokel and I (g) and Davis and Smith (h) were the first to show that amphetamine lost its rewarding action if the dopamine system was selectively blocked, and de Wit and I (i) and Risner and Jones (j) showed the same result with cocaine. Roberts showed that selective dopamine (but not norepinephrine) lesions disrupted cocaine reward (k). These were the first studies to show that dopamine function was necessary for cocaine and amphetamine reward. Yokel and I then showed that a dopamine agonist, apomorphine, (a compound that directly stimulated dopamine receptors) was self-administered (g, l), which confirmed that dopamine activation was also sufficient for drug-related reward. Ritz et al., (m) took the story further by showing that the initial site of action of cocaine and the psychostimulants— specifically for their rewarding and reinforcing actions—was the dopamine transporter rather than some other site. Initial work in knockout mice suggested that cocaine might still be rewarding in ani- mals lacking the dopamine transporter (n), but more recent work questions this finding and shows, rather, the opposite (o).

(a) J. Olds, K. F. Killam, P. Bach y Rita, *Science,* 124, 265 (1956). (b) L. Stein, *J Psychiat Res* 8, 345 (1971). (c) S.

K. Roll, *Science,* 168, 1370 (1970). (d) A. S. Lippa, S. M. Antelman, A. E. Fisher, D. R. Canfield, *Pharmacology Biochemistry and Behavior,* 1, 23 (1973). (e) G. Fouriezos, R. A. Wise, *Brain Research,* 103, 377 (1976). (f) R. Pickens, W. C. Harris, *Psychopharmacologia* 12, 158 (1968). (g) R. A. Yokel, R. A. Wise, *Science* 187, 547 (1975). (h) W. M. Davis, S. G. Smith, *Journal of Pharmacy and Pharmacology,* 27, 540 (1975). (i) H. de Wit, R. A. Wise, *Can J Psychol,* 31, 195 (1977). (j) M. E. Risner, B.

E. Jones, *Psychopharmacology,* 71, 83 (1980). (k) D. C. S. Roberts, M. E. Corcoran, H. C. Fibiger, *Pharmacology Biochemistry and Behavior,* 6, 615 (1977). (l) R. A. Yokel, R. A. Wise, *Psychopharmacology (Berl),* 58, 289 (1978). (m) M.C. Ritz et al., 1987. Science 237: 1219–1223. (n) B. A. Rocha et al., *Nature Neuroscience,* 1, 132 (1998). (o) M. Thomsen, D. D. Han, H. H. Gu, S. B. Caine, *J Pharmacol Exp,* Ther 331, 204 (2009).

3 The dopamine transporter (DAT) is known as the initial site of action of cocaine that produces the addicting properties of the drug. This was shown more or less definitely in a paper in 1987 using "receptor binding," a technique that reveals the initial site of action of drugs. The problem before that was that cocaine has many actions. It not only inhibits the uptake of dopamine, but it also inhibits the uptake of serotonin and norepinephrine, two additional neurotransmitters. Moreover, cocaine produces a local analgesia by blocking sodium channels in nerves, and it has other actions, too. So, which is the site that makes cocaine an abused drug? A team at the National Institute on Drug Abuse, lead by Drs. Mike Kuhar and Mary Ritz, compared the capability of cocaine and several cocaine analogs to inhibit the uptake of neurotransmitters with the capability of these chemicals to be self-administered (SA) by animals. The drugs that were potent at the DAT were the ones potent in drug SA, and the drugs weak at DAT were the ones weak in SA. This correlation was strong and sta- tistically valid. There was other existing evidence for this at the time, but this binding experiment solidly confirmed the idea. The refer- ence is Ritz M et. al. "Cocaine Receptors on Dopamine Transporters Are Related to the Self-Administration of Cocaine." *Science,* 237: 1219–1223, (1987).

4 An example of a study with animals showing that compounds with a faster onset of action were better reinforcers is Kimmel H et al. *Pharmacol Biochem Behav,* 86:45–54, 2007. An example of a study with human subjects showing that the rate of entry of cocaine into the brain determines its reinforcing (addicting) effects, as described in the text is Volkow N.D. et al. *Life Sciences,* 67:1507–1515, 2000.

5 Ibid.

6 This idea derives from studies of the sensory systems in our bod- ies. Many highly technical experiments on vision and touch show that individual neurons in the periphery and brain respond to *changes*, either increases or decreases, in stimuli. For example, this can be seen in the responses of ganglion cells in the retina, in cortical neurons responding to mechanoreceptors, and in rapidly adapting mechanoreceptors in skin. Details of these studies can be found in a textbook such as Kandel et al., *Principles of Neural Science*, Third edition (Appleton and Lange, 1991). While the rush derived from drugs has not yet been subjected to such care- ful scrutiny, it seems reasonable to propose that a drug-induced high or rush is due to *changes* in the basic sensations.

第 5 章

1 This is summarized from a *New York Times* article that appeared August 30, 2010, and was written by Richard Friedman MD, enti- tled "Lasting pleasures, robbed by drug abuse."

2 Plasticity, or neuroplasticity, is the ability of the brain to change in response to a stimulus. In the context here, it is the ability of the functions of the brain to change in response to drugs. Plastic changes can be an increase or decrease in the number of synaptic connections in the brain, or in changes in the levels of important proteins. Tolerance and addiction involve plasticity. Dr. Antonello Bonci and others have reviewed some of the findings on plasticity in Stuber G.D. et al. *Curr Top Behav Neurosci,* 3:3–27., 2010, and in Chen B.T. et al. *Ann N Y Acad Sci,* 1187:129–139, 2010.

3 Ibid.

4 Normally, changes in gene expression are defined by changes in the level of mRNA, which is made directly from DNA (see Figure 5-2). However, for the sake of simplicity, we often define proteins as the product of gene expression.

5 Endnote 1 in Chapter 2, "Hardwired: What Animals Tell Us About the Human Desire for Drugs," describes how human sub- jects in research protocols must be protected against risk. These rules apply even in postmortem studies. For example, the identi- ties of the subjects must be concealed in any discussion of or pub- lication of data from the use of the brain tissue.

6 For example, see Hemby, S.E. "Cocainomics: New Insights into the Molecular Basis of Cocaine Addiction." *J Neuroimmune Pharmacol,* 5:70–82, 2010. Flatscher-Bader T. et al. "Comparative Gene Expression in Brain Regions of Human Alcoholics." *Genes Brain Behav,* 5 (Suppl 1):78–84, 2006.

第 6 章

1 There are several excellent and relatively recent review articles summarizing the data showing a role for dopamine in natural rewards such as sexual behavior and feeding. These include Baskerville, T.A. and A.J. Douglas. "Dopamine

and Oxytocin Interactions Underlying Behaviors." *CNS Neurosci Ther,* 16:92–123, 2010. Pfaus J.G. "Pathways of Sexual Desire." *J Sex Med,* 6:1506–1533, 2009. Kelley, A.E. "Ventral Striatal Control of Appetitive Motivation." *Neurosci Behav Rev,* 27:765–776, 2004.

Carlezon, W.A. and M.J. Thomas. "Biological Substrates of Reward and Aversion." *Neuropharmacol,* 56 suppl 1:122–132, 2009. Peeters, M. and F. Giulliano. "Central Neurophysiology and Dopaminergic Control of Ejaculation." *Neurosci Biobehav Rev,* 32:438–453, 2008.

2 Bello, N.T. and A. Hajnal. "Dopamine and Binge Eating Behaviors." *Pharmacol Biochem Behav,* 97: 25–33, 2010.

3 Examples of these studies can be found in Cheskin L.J. et al. "Calorie Restriction Increases Cigarette Use in Adult Smokers." *Psychopharmacology,* 179:430–436, 2004. Carr, K.D. et al. "Chronic Food Restriction in Rats Augments the Central Rewarding Effect of Cocaine⋯" *Psychopharmacology,* 152: 200–207, 2000. Carroll, M.E. "Interactions between Food and Addiction." In Niesink, R.J.M., Jaspers RMA, Kornet L.M.W., and

J.M. van Ree (eds) *"Drugs of Abuse and Addiction: Neurobehavioral Toxicology."* CRC, Boca Raton, pp 286–311,1998.

4 Summarized in D.J. Linden *The Accidental Mind,* Harvard University Press, 2007. page 162.

5 Paper in *PLoS ONE,* 3(1): e1506, January 2008. doi:10.1371/ journal.pone.0001506.

6 Zhou Q.Y. and R.D. Palmiter. "Dopamine-Deficient Mice Are Severely Hypoactive, Adipsic, and Aphagic." *Cell,* 83:1197–1209, 1995.

7 Neurons containing the neurotransmitters GABA or acetylcholine are important for addiction to alcohol or nicotine. (Interestingly, these influence the release of or the action of dopamine in the nucleus accumbens.)

8 The Kalivas model deals with glutamate-containing neurons that project from the prefrontal cortex to the nucleus accumbens and that regulate dopamine release. Dopamine facilitates learning of adaptations to important stimuli. This prefrontal cortex neural pathway regulates seeking behaviors such as drug addiction, and it is impaired by drug use. Repeated cocaine use results in molecu- lar changes in this pathway. A recent review is Kalivas, P.W. and C. O' Brien. "Drug Addiction as a Pathology of Staged Neuroplasti- city." *Neuropsychopharmacology Reviews* 33:166–180, 2008.

9 Koob, G.F. and M. Le Moal. Chapter 6, "Nicotine." *Neurobiology of Addiction,* Elsevier, 2006.

10 Volkow, N.D. et al. "Imaging Dopamine' s Role in Drug Abuse and Addiction." *Neuropharmacol,* 56 (Suppl 1) 3–8, 2009.

11 Badgaiyan, R.D. et al. "Dopamine Release During Human Emotional Processing," *Neuroimage,* 47:2041-5, 2009. Martinez, R.C. et al. "Involvement of Dopaminergic Mechanisms in the Nu-cleus Accumbens Core and Shell Subregions in the Expression of Fear Conditioning," *Neurosci Lett,* 446:112–116, 2008. Levita, L. et al. "Nucleus Accumbens Dopamine and Learned Fear Revisited: A Review and Some New Findings." *Behav Brain Res,* 137:115–127, 2002.

12 Berridge, K.C. "The Debate over Dopamine' s Role in Reward: The Case for Incentive Salience." *Psychopharmacol,* 191:391–43.1, 2007.

第 7 章

1 The development of PET scanning as we know it today took more than half a century. The concept of emission and transmission tomography was introduced by David Kuhl and Roy Edwards in the late 1950s. Tomography is producing images of sections of the body through the use of any kind of penetrating wave (such as gamma radiation). Michel Ter-Pogossian and Michael E. Phelps at Washington University School of Medicine, and Gordon Brownell and Charles Burham at Mass General, also made significant advances in PET technology. However, it was Al Wolfe and Joanna Fowler at Brookhaven National Labs that contributed to the acceptance of PET by the development of 2-fluorodeoxy-D-glucose—a chemical that is used to measure metabolism in the brain. They, along with Abass Alavi at the University of Pennsylvania, showed how PET can be used to monitor activity in the brain. PET scanning of receptors in the brain was developed at Johns Hopkins in the early 1980s by a team lead by Henry Wagner. Mike Kuhar, the author, was a senior member of the team who had carried out receptor imaging in the brain by a different but invasive approach called autoradiography. He brought that skill to the PET team.

2 For review, see Volkow N. et al. "Imaging dopamine' s role in drug abuse and addiction." *Neuropharmacol,* 56 (Suppl) 1:3–8, 2009.

3 Receptor autoradiography is a procedure that visualizes drug receptors in slices of brain with the microscope. Being able to see receptors and where they are is an immense help in determining what drugs might be doing in the brain and how the brain adjusts to repeated drug taking.

Human interest stories about scientists can be fascinating. James Watson' s "Double Helix" was quite popular. Sometimes scientists, being human, forget who did what and how things were done. In a book called *Molecules of Emotion* (New York: Scribner, 1997), the author confuses the order in which things were done and who did the developmental work in receptor autoradiography. In fact, the home department of the senior developer was not even correct in the book. The autoradiographic approach to localizing receptors in brain was done by the author (M. Kuhar), a collaborator (H. Yamamura), and a graduate student (W.S. Young III) who are the authors of the relevant papers. Existing notebooks, photography logs, publications, and written recollections of those involved solidly support this. The appropriate publications are Kuhar, M.J. and H.I. Yamamura. "Light Autoradiographic Localization of Cholinergic Muscarinic Receptors in Rat Brain by Specific Binding of a Potent Antagonist." *Nature*, 253: 560–561, 1975. Young, W.S. and M.J. Kuhar. "Autoradiographic Localization of Benzodiazepine Receptors in the Brain of Humans and Animals." *Nature*, 280: 393–395 1979. Young, W.S., III, and M.J. Kuhar. "A New Method for Receptor Autoradiography: [3H]Opioid Receptors in Rat Brain." *Brain Research*, 179: 255–273, 1979. Collaborations with others began after the details were worked out by this initial group.

4   Kuhar, M.J. "Measuring Levels of Proteins by Various Technologies: Can We Learn More by Measuring Turnover?" *Biochem Pharmacol*, 79:665–668, 2010.

5   Nader M. et al. "PET Imaging of Dopamine D2 Receptors During Chronic Cocaine Self-Administration in Monkeys." *Nature Neurosci*, 9:1050–1056, 2006.

第 8 章

1   From *NIDA Notes*, "New Techniques Link 89 Genes to Drug Dependence." Vol. 22, No.1, September 2008.

2   For example, see Table 1.5 in Koob, G.F. and M. Le Moal. *Neurobiology of Addiction*. London: Academic Press, 2006.

3   Grant B.F. et al. "Nicotine Dependence and Psychiatric Disorders in the United States." *Arch Gen Psychiatry*, 61:1107–1115, 2004.

4   Grant S. et al. "Drug Users Show Impaired Performance in a Laboratory Test of Decision Making." *Neuropsychologia*, 38:1180–1187, 2000.

5   Haidt J. *The Happiness Hypothesis*. Cambridge MA: Basic Books, 2006.

第 9 章

1   Taken from *NIDA Notes*, Vol 14, April 1999.

2   The National Institute on Drug Abuse has made a special point about the importance of stress in addiction. See *NIDA Notes*, "NIDA Community Drug Alert Bulletin—Stress & Substance Abuse," February 2006.

3   For example, see Tidey J.W., Miczek K.A. "Acquisition of cocaine self-administration after social stress: role of accumbens dopamine." *Psychopharmacology (Berl)*, Apr;130(3):203-12, 1997.

第 10 章

1   Actually, that is a simplified definition that is useful, particularly for those who are wondering about having a problem with drugs; however, the definition used by professionals for purposes of diag- nosis is more detailed and contains more elements. For example, they question the amount of time that the user has been involved in the activity, how many times the user has tried to stop doing the drug, whether the user needs to take more drug to get the same effect, whether the user has withdrawal, and it asks for a more detailed description of the negative consequences. These are described in the *DSM-IV TR* and in Endnote 1 in Chapter 1, "What's In This Book, and Why Should I Read It?" A useful sum- mary of behavioral addictions is in Grant J.E. et al. "Introduction to Behavioral Addictions." *Am J Drug Alc Abuse*, 36: 233–241, 2010. If someone has a concern about addiction, he or she should consult a professional.

2   Some examples of studies on gambling are as follows: Breiter, H.C et al. "Functional Imaging of Neuronal Responses to Expectancy and Experience of Monetary Gains and Losses." *Neuron*, 30: 619–639, 2001; Goudriaan, A.E et al. "Brain Activation Patterns Associated with Cue Reactivity and Craving in Abstinent Problem Gamblers." *Addiction Biology*, 15: 491–503, 2010; Reuter, J. et al. "Pathological Gambling Is Linked to Reduced Activation of the Mesolimbic Reward System." *Nature Neurosci*, 8: 147–148, 2005; Van Holst, R.J. et al. "Brain Imaging Studies in Pathological Gambling." *Curr Psychiatry Rep*, 12: 418–425, 2010.

3   Some publications that touch on the issue of sexual addiction are as follows: Kelley, A.E. and K.C. Berridge. "The Neuroscience of Natural Rewards: Relevance to Addictive Drugs." *J Neurosci*, 22(9): 3306–3311, 2002; Potenza, M.N. "Should Addictive Disorders Include Nonsubstance-Related Conditions?" *Addic- tion*, 101 (Suppl 1): 142–151, 2006; Schneider, J.P. and R.R. Irons. "Assessment and Treatment of Addictive Sexual Disorders: Relevance for Chemical Dependency Relapse." *Subst Use Misuse*, 36(13): 1795–820, 2001.

4   Volkow, N.D. and C.P. O'Brien. "Issues for DSM-V: Should Obesity Be Included as a Brain Disorder?" *Amer Journ of Psychiatry*, 164: 708–710, 2007. Avena, N.M. et al. "Sugar and Fat Bingeing Have Notable Differences in Addictive-Like Behavior." *Journal of Nutrition*, 139: 623–628, 2011. Corsica, J.A. and M.L. Pelchat. "Food Addiction: True or False?" *Curr Opin Gastroenterol*, 26: 165–169, 2010. Rogers, P.J. and H.J. Smit. "Food Craving and Food Addiction: A Critical Review of the Evidence from a Biopsychosocial Perspective." *Pharmacol Biochem Behav*, 66: 3–14, 2000.

第 11 章

1 For example, see Hecht S.S. et al. "Similar Uptake of Lung Carcinogens by Smokers of Regular, Light, and Ultralight Cigarettes." *Cancer Epidemio Biomarkers Prev*, 14: 693–698, 2005.

2 An example of a study showing withdrawal symptoms from cannabis is: Levin K.H. et al. Cannabis Withdrawal Symptoms in Nontreatment-Seeking Adult Cannabis Smokers." *Drug Alc Dep* 111: 120–127. This is an interesting topic because cannabis with- drawal is noted in the *DSM-IV-TR*, because of uncertainties about its clinical importance.

3 Han B. et al. "Associations between Duration of Illicit Drug Use and Health Conditions: Results from the 2005–2007 National Surveys on Drug Use and Health." *Ann Epidemiol*, 20: 289–97. The National Institute on Drug Abuse has recently produced a report, "Marijuana Abuse," which can be viewed at www.nida. nih.gov/ResearchReports/ Marijuana/default.html, accessed on June 1, 2011.

4 It has been found that marijuana smoking impaired pilot perform- ance for up to 24 hours. Nine active pilots smoked one cigarette containing 20 mg of delta-9-THC, and a placebo (no drug) ciga- rette. Using an aircraft simulator, seven of the nine pilots showed impairment at 24 hours after smoking the drug. There was no impairment at 48 hours after or before smoking the drug. Interestingly, only one of the seven said he felt the drug. Thus, sig- nificant impairment can be maintained for up to 24 hours after smoking marijuana, even though you might not be aware of any effect of the drug at that time. It can be argued that most users do not take that much drug or that the simulator test was especially sensitive. In any case, the negative cognitive effects of marijuana can last many hours. From Leirer, V.O. et al. "Marijuana Carry- Over Effects on Aircraft Pilot Performance." *Aviat Space Enviro Med*, 62: 221–227, 1991.

5 Cocaine is addicting because it blocks the dopamine transporter. This was discovered in an experiment that compared the potency of the addicting properties of several cocaine-like drugs and in their capabilities to block transporters. The potency of the drugs in causing addiction in an animal model correlated only with their capabilities to block the dopamine transporter, not other trans- porters. Only cocaine-like compounds and methylphenidate that do not cause release of dopamine, but only block uptake of dopamine, were included in the study. See Ritz, M.C. et al. "Cocaine Receptors on Dopamine Transporters Are Related to Self-Administration of Cocaine." *Science* 237: 1219–1223, 1987. This study, because of its bi-molecular approach, is the best way to show that it's the dopamine transporter that is associated with cocaine addiction. It also provides a rationale for PET scanning of the transporter. It is a highly recognized study. The behavioral studies in intact animals listed in endnote 6 are very important but less direct than this binding study.

6 The following is a brief summary of the history of the dopamine story and drug addiction. It is a personal communication from Dr. Roy Wise, a longtime, productive researcher in this field.

The earliest work was by Olds (a) who showed that nonselective drugs like chlorpromazine and reserpine (whose effects included a blunting of dopamine's effects) antagonized electrical brain stimulation reward. Larry Stein generated a theory of reward that proposed that norepinephrine was the key neurotransmitter, but this was not supported by subsequent data (b, c). When selective dopamine antagonists became available, they, and selective destruction of dopamine-containing neurons showed effects on reward. This implicated dopamine and not norepinephrine or other neurotransmitters in brain stimulation reward (d, e). Roy Pickens and Harris were the first to suggest that the substrates of brain stimulation reward and psychostimulant reward were per- haps the same (f).

Bob Yokel and I (g) and Davis and Smith (h) were the first to show that amphetamine lost its rewarding action if the dopamine system was selectively blocked, and Harriet de Wit and I (i) and Risner and Jones (j) showed the same result with cocaine. Dave Roberts showed that selective dopamine (but not norepineph- rine) lesions disrupted cocaine reward (k). These were the first studies to show that dopamine function was necessary for cocaine and amphetamine reward. Bob Yokel and I then showed that a dopamine agonist, apomorphine, (a compound that directly stim- ulated dopamine receptors) was self-administered (g, l), which confirmed that dopamine activation was also sufficient for drug- related reward. Ritz et al. (m) took the story further by showing that the initial site of action of cocaine and the psychostimu- lants—specifically for their rewarding and reinforcing actions— was the dopamine transporter rather than some other site. Initial work in knockout mice suggested that cocaine might still be rewarding in animals lacking the dopamine transporter (n), but more recent work questions this finding and shows, rather, the opposite (o).

(a)J. Olds, K. F. Killam, P. Bach y Rita, *Science* 124, 265 (1956).

(b)L. Stein, *J Psychiat Res* 8, 345 (1971). (c) S. K. Roll, *Science* 168, 1370 (1970). (d) A. S. Lippa, S. M. Antelman, A. E. Fisher, D. R. Canfield, *Pharmacology Biochemistry and Behavio*r 1, 23 (1973). (e) G. Fouriezos, R. A. Wise, Brain Research 103, 377 (Feb 20, 1976). (f) R. Pickens, W. C. Harris, *Psychopharma- cologia* 12, 158 (1968). (g) R. A. Yokel, R. A. Wise, *Science* 187, 547 (Feb 14, 1975). (h) W. M. Davis, S. G. Smith, *Journal of Pharmacy and Pharmacology* 27, 540 (1975). (i) H. de Wit, R. A. Wise, *Can J Psychol* 31, 195 (1977). (j) M. E. Risner, B. E. Jones, *Psychopharmacology* 71, 83 (1980). (k) D. C. S. Roberts, M. E. Corcoran, H. C. Fibiger, *Pharmacology Biochemistry* *and Behavior* 6, 615 (1977). (l) R. A. Yokel, R. A. Wise, *Psychopharmacology (Berl)* 58, 289 (July 19, 1978). (m) Ritz M.C. et al., 1987. *Science* 237: 1219–1223. (n) B. A. Rocha et al., *Nature Neuroscience* 1, 132 (1998). (o) M. Thomsen, D. D. Han, H. H. Gu, S. B. Caine, *J Pharmacol Exp Ther* 331, 204 (2009).

7 The *Oregonian* newspaper did a special report on methampheta- mine, which is found at the site http://www.pbs.org/ wgbh/pages/ frontline/meth/body/. Deputy Brett King, from Oregon' s Multno- mah County Sheriff' s Dept, used mug shots to compare the faces of meth users before and after they used the drug. The changes in the eyes, overall expression, teeth, and body weight were astonish- ing. Methamphetamine, like the other most addicting drugs, can take over your life to the point when you fail to maintain your health. See also http://www.oregonlive.com/news/oregonian/ photos/gallery.ssf?cgi-bin/view_gallery.cgi/olive/view_gallery.ata? g_id=2927, accessed on July 1, 2011.

8 For example, Cowan R.L. et al. "Reduced Cortical Gray Matter Density in Human MDMA (Ecstasy) Users." *Drug Alcohol Depend*,= 72: 225–235, 2003.

9 See http://www.snopes.com/horrors/drugs/facepeel.asp for a dis- cussion of this amazing story.

10 *DSM-IV-TR*, Fourth edition, Washington DC: American Psychiatric Association, 2000.

第 12 章

1 Braun, David. "Neanderthal Brain Size at Birth Sheds Light on Human Evolution. *National Geographic*, September 9, 2008. http://newswatch.nationalgeographic.com/2008/09/09/neanderthal/.

2 There is extensive literature on sex diffrences in drug abuse: Becker, J.B. and M. Hu. "Sex Differences in Drug Abuse." *Front Neuroendocrinol*, 29(1): 36–47, 2008; Quinones-Jenab, V. "Why Are Women from Venus and Men from Mars When They Abuse Cocaine?" *Brain Res,* 1126(1): 200–203, 2006; Kosten, T.R., et al. Gender Differences in Response to Intranasal Cocaine Adminis- tration to Humans." *Biol Psychiatry*, 39(2): 147–148, 1996; Walker, Q.D., et al. "Sex Differences in Cocaine-Stimulated Motor Behavior: Disparate Effects of Gonadectomy." *Neuropsychopharmacology*, 25(1): 118–130, 2001; White, T.L., A.J. Justice, and H. de Wit. "Differential Subjective Effects of D- amphetamine by Gender, Hormone Levels, and Menstrual Cycle Phase." *Pharmacol Biochem Behav*, 73(4): 729–741, 2002; Ignjatova, L. and M. Raleva. "Gender Difference in the Treatment Outcome of Patients Served in the Mixed-Gender Program." *Bratisl Lek List*, 110(5): 285–289, 2009; Narayanan, S., J.O. Ebbert, and A. Sood. "Gender Differences in Self-Reported Use, Perceived Efficacy, and Interest in Future Use of Nicotine- Dependence Treatments: A Cross-Sectional Survey in Adults at a Tertiary Care Center for Nicotine Dependence." *Gend Med*, 6(2): 362–368, 2009; Ambrose-Lanci, L.M., R.C. Sterling, and E.J. Van Bockstaele. "Cocaine Withdrawal-Induced Anxiety in Females: Impact of Circulating Estrogen and Potential Use of Delta-Opioid Receptor Agonists for Treatment." *J Neurosci Res*, 88(4): 816–824, 2010; Jones, H.E., H. Fitzgerald, and R.E. Johnson. "Males and Females Differ in Response to Opioid Agonist Medications." *Am J Addict*, 14(3): 223–233, 2005; Zhou, W., K.A. Cunningham, and M.L. Thomas. "Estrogen Regulation of Gene Expression in the Brain: A Possible Mechanism Altering the Response to Psychostimulants in Female Rats. *Brain Res Mol Brain Res*, 100(1-2): 75–83, 2002; Sell, S.L., et al. "Influence of Ovarian Hormones and Estrous Cycle on the Behavioral Response to Cocaine in Female Rats." *J Pharmacol Exp Ther*, 293(3): 879–886, 2000; Walker, Q.D., R. Ray, and C.M. Kuhn. "Sex Differences in Neurochemical Effects of Dopaminergic Drugs in Rat Striatum." *Neuropsychopharmacology*, 31(6): 1193–1202, 2006; Parylak, S.L., et al. "Gonadal Steroids Mediate the Opposite Changes in Cocaine-Induced Locomotion Across Adolescence in Male and Female Rats." *Pharmacol Biochem Behav*, 89(3): 314–323, 2008; Kippin, T.E., et al. "Potentiation of Cocaine-Primed Reinstatement of Drug Seeking in Female Rats During Estrus." *Psychopharmacology (Berl)*, 182(2): 245–252, 2005; Fuchs, R.A., et al. "Influence of Sex and Estrous Cyclicity on Conditioned Cue- Induced Reinstatement of Cocaine-Seeking Behavior in Rats." *Psychopharmacology (Berl)*, 179(3): 662–672, 2005.

3 Ibid.

4 Ibid.

5 For example, see Rosenberg D.R. and Lewis D.A. "Postnatal Maturation of the Dopaminergic Innervation of the Monkey Prefrontal and Motor Cortices." *J Comp Neurol*, 358: 383–400, 1995. See also Sowell E.R. et al. "In Vivo Evidence for Post- Adolescent Brain Maturation in Frontal Regions." *Nature Neuroscience*, 2: 859–861, 1999.

6 Ibid.

第 13 章

1 McLellan, A.T., Lewis, D.C., O' Brien, C.P. and Kleber, H.D.. "Drug Dependence, A Chronic Medical Illness." *JAMA* 284(13): 1689–1695, 2000. This is an example of a paper that describes drug abuse as a brain disorder deserving of routine standard med- ical care. It compares drug abuse to other chronic diseases includ- ing hypertension, asthma, and type 2 diabetes mellitus, and it finds similarities.

2 Summarized from Adler M. et al. "The Treatment of Drug Addiction: a Review." In Graham et al, *Principles of Addiction Medicine*, Third edition, American Society of Addiction Medicine, p 419, 2003. The principles are also

summarized from *Principles of Drug Addiction Treatment: A Research Based Guide.* Rockville MD: NIDA, Chapter 2, NIH Publication No. 99-4180. The word- ing of the second principle was changed slightly to make it a more positive statement.

3　See the article "Lower Rates of Cigarette and Marijuana Smoking Among Exercising Teens." *NIDA Notes*, 22(4): 20, 2009.

4　O' Malley S.S. et al. "Naltrexone and Coping Skills Therapy for Alcohol Dependence." *Arch Gen Psychiatry*, 49: 881–887, 1992.

5　Dole, V.P. "Implications of Methadone Maintenance for Theories of Narcotic Addiction." *JAMA*, 260: 3025–3029, 1988. In this paper, Vincent Dole describes his work and experiences in the context of a receptor theory. This work is some of the most impor- tant in all of drug addiction research.

6　For example, Spoth R.L. et al. "Longitudinal Substance Initiation Outcomes for a Universal Preventive Intervention Combining Family and School Programs." *Psychol Addict Behav*, 16: 129–134, 2002.

第 14 章

1　Wainer, B.H., Fitch, F.W., Rothberg, R.M., C.R. Schuster. "In Vitro Morphine Antagonism by Antibodies." *Nature*, February 23; 241(5391): 537–538, 1973.

2　Every single medication that we use has side effects at some dose. Aspirin can cause stomach bleeding. Some antidepressants can cause a reduced sex drive. Some antibiotics cause diarrhea. Doctors are trained to know this and to evaluate if the risk to the patient is worthwhile. The risk to benefit ratio is an important con- sideration for every medication.

3　I, the author, was the leader of the early testing team. The syn- thetic chemistry leader was Dr. F. Ivy Carroll, and Dr. Leonard Howell carried out the self-administration testing. I also disclose that I am one of the developers of RTI-336 and co-share a patent on it. Relevant publications include:

　　Carroll, F. I., Pawlush, N, Kuhar, M.J., Pollard, G.T., and Howard, J.L.. "Synthesis, Monoamine Transporter Binding Properties, and Behavioral Pharmacology of a Series of 3,-(Substituted Phenyl)-2, -(3' -substituted Isoxazol-5-yl) tro- panes," *J Med Chemistry*, 47 (2): 296–302, 2004. Carroll, F.I., Howard, J.L., Howell, L.L., Fox, B.S., and Kuhar, M.J. "Development of the Dopamine Transporter Selective RTI-336 as a Pharmacotherapy for Cocaine Abuse." *AAPS Journal*, 8(1): E196–E203, 2006.

4　Ibid.

5　The addicting site of action for cocaine is the dopamine trans- porter, and cocaine blocks the transporter. Cocaine thereby increases the level of dopamine in the synapse and enhances dopaminergic neurotransmission. See also Figure 4-4 and Figure 11-4 from Chapters 4 and 11, respectively.

6　Substitute medications have been discussed in Chapter 12, "Women and Adolescents." Successful substitutes are the nicotine patch and methadone, for nicotine and opiate addicts, respec- tively. Substitute medications for cocaine, for example, would act in the same manner as cocaine but have other properties that make the medications helpful.

7　Goldstein, A. *Addiction: From Biology to Drug Policy,* Second edition. New York: Oxford University Press, p 293, 2001.

8　Dr. Griffith Edwards has commented on alcohol and the public good in publications such as: Edwards, G. "Alcohol policy and the public good." *Addiction*, 92 (Suppl 1): S73-9, 1997; Edwards, G. "The Trouble with Drink: Why Ideas Matter." *Addiction*, 105: 797–804, 2010.

9　More complete policy recommendations of several groups are as follows. See endnotes numbered 7 and 8, the NIDA strategic plan, NIH publication Number 10-6119, published September 2010, SAMHSA strategic plan at http://www. samhsa.gov/about/ SAMHSAStrategicPlan.pdf. Accessed July 11, 2011.

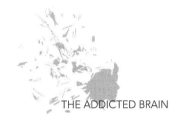

译者后记

    统完最后一遍稿，我长舒了一口气，端着咖啡倚窗而立。这一刻，我似乎对"成瘾"有了更加深入的了解，但又似乎从未真正认识它。随着医学的进步，我们逐渐揭开了"成瘾"生理机制的神秘面纱，但对于如何成功戒瘾，这本书里似乎并没有提到太好的灵丹妙药。戒瘾，可以说是个一直未被人们真正攻破的世界性难题。以吸毒成瘾（即狭义的药物成瘾）举例，截至2017年，我国登记在册的吸毒人员近400万人，若按照每个显性吸毒者对应5名隐性吸毒者的经验统计方法，这个数字更是高达2 000万。其中在戒毒场所的戒毒者仅有35万人，而这些戒毒者中九成以上的人将会复吸。我也不确定自己停掉咖啡那天，"戒断反应"是不是也会如期而至。

    当我们谈论"成瘾"时，它既包括常见的药物、酒精、尼古丁成瘾，也包括饮食、赌博、性等类型的成瘾。这些成瘾有着类似的、复杂的生理机制。我们综合考虑社会、经济、人格、生理、基因等各个方面，似乎能够更加理解成瘾之易和戒瘾之难。经过大量研究，科学家和医学工作者们越来越倾向于认为成瘾是一种慢性的、复发性的脑部疾病，它就像高血压、糖尿病这些常见的慢性病一样。而对于这种慢性病，长期的治疗和管理可能是唯一通向真正解决问题的正确道路。本书作者在大量实证研究的基础上，重点结合了成瘾过程中大脑内部的深刻变化，向我们打开了一扇更加充分和深入理解成瘾者及其成瘾过程的窗口，这也许是真正帮助陷入成瘾泥沼的人的必需步骤。鉴于成瘾的治疗和康复是一个持久而漫长的过程，我们对成瘾者更好的解决方案是为其提供专业的治疗和关爱的同时，协助其重建稳定的"社会联结"，由此而带来的正面社会效应也远胜于对成瘾者的抛弃或道德谴责。

2015 年末，我身边一位好友的至亲因长期吸烟而出现肺部问题，其家人在手术前被告知做好最坏的打算。虽然最后结果是万幸的，但这一过程中，朋友所经历的焦虑和深重的痛苦让我感同身受，引起了我对这一主题的关注。机缘巧合，2016 年末，我看到了此书的原稿，并希望能够承担翻译工作。虽然当时正值自己从事教学工作的"收官期"，各种总结、报告、阅卷奔袭而来，工作任务相当繁重，我还是充满期待地开始了翻译工作。白天无暇顾及，我唯有向夜晚偷点时光，享受着翻译书稿带给自己的充实和宁静。因此，翻译前期进程缓慢也是在意料之中，直到寒假来临。

假期里，我陪着 7 岁的女儿参加了冬令营，她白天外出参加活动，我便有了更多的时间进行翻译工作。每到晚上，她活动结束后兴高采烈地归来，看着她那红彤彤的笑脸，以及描述一天欢乐时光时的手舞足蹈，这种欢乐和幸福让我更加希望每个孩子都能够健康成长，远离包括成瘾性疾病在内的所有疾病。我想，这是促使和推动我翻译此书的另一股重要的力量。最后，我也衷心希望这本译作能为中国读者及相关工作人员提供一定的借鉴和帮助，也是我做这项工作的意义所在。

由于本人水平有限，又非成瘾研究领域的专业人士，虽然在翻译过程中竭尽全力，反复斟酌，多方证实，但依然难免存在疏漏和瑕疵，希望广大读者多多谅解，给予批评和指正，这就是对我最大的帮助！

最后，非常感谢在司法部预防犯罪研究所从事戒毒研究的师弟叶勇豪鼎力相助，给我提供参考资料，不厌其烦地帮我求证翻译措辞的准确性。感谢我的丈夫郑飞主动承担了更多的家庭责任，帮我腾出时间完成翻译。感谢我的女儿，尽管非常不舍，但多次放弃妈妈睡前的陪伴，让我在很多个夜晚得以安静的工作。感谢我的同学兼挚友谢晶、张宏宇的支持与帮助，以及学生郑鑫雨、刘志卉协助完成部分基础性工作。最后，感谢中国人民大学出版社商业新知事业部，尤其是本书责任编辑的耐心沟通和辛勤工作，多谢！

王斐